TRONG PHÒNG CHỜ VỚI BÁC SĨ WYNN - TẬP 4

TRONG PHÒNG CHỜ VỚI BÁC SĨ WYNN - TẬP 4

PGS. BS. Huỳnh Wynn Trần

NXB Wynn Medical Center (Wynn Medical Center Publisher)
Xuất bản lần thứ nhất tại Hoa Kỳ, 2026
Hiệu đính và thiết kế bản in: Nguyễn Minh Tiến
ISBN: 979-8-2955-4206-0

PGS. BS. Huỳnh Wynn Trần

Trong phòng chờ

VỚI BÁC SĨ WYNN

TẬP 4

WYNN MEDICAL CENTER PUBLISHER

Mục lục

LỜI GIỚI THIỆU

Cuốn sách Trong Phòng Chờ 4 được viết tiếp cuốn trong phòng chờ 3 nhằm giúp quý vị thấy dinh dưỡng như một phương pháp chữa bệnh dựa trên chứng cứ khoa học.

Điểm trọng tâm của cuốn sách là các chương dinh dưỡng theo bệnh lý hay tuổi tác, được thiết kế dành cho bệnh nhân và gia đình dễ hiểu, dễ áp dụng: tiểu đường, tăng huyết áp, tim mạch, gút, bệnh thận, gan, ung thư, rối loạn trí nhớ, bệnh tự miễn, cũng như dinh dưỡng cho trẻ em, người cao tuổi và thai phụ. Mỗi chương đều hướng đến mục tiêu giảm biến chứng, nâng cao hiệu quả điều trị và cải thiện chất lượng sống.

Bên cạnh lý thuyết, sách còn cung cấp thực đơn mẫu, gợi ý món ăn, và phân tích các loại thức uống quen thuộc trong đời sống hằng ngày, giúp quý vị biết nên dùng, dùng bao nhiêu, và khi nào nên tránh.

Tôi xin nhắc lại, Bác sĩ Wynn Trần không quảng cáo, không bán thuốc, và không ủng hộ bất kỳ sản phẩm hay thiết bị dinh dưỡng nào. Hiện có nhiều tài khoản giả mạo tên tôi trên mạng xã hội để bán thuốc hay thực phẩm chức năng.

Chúc quý vị ăn uống ngon miệng, hiểu đúng, và khỏe mạnh hơn mỗi ngày.

PGS Bác sĩ Huỳnh Wynn Trần

Viện Nghiên cứu và Giáo dục

Hệ thống Phòng khám Wynn Medical Center

Los Angeles, California, Hoa Kỳ

PHẦN 1

CHẾ ĐỘ DINH DƯỠNG THEO TUỔI TÁC

"Nhu cầu và khả năng hấp thu dinh dưỡng ở từng lứa tuổi khác nhau, ở từng loại bệnh khác nhau, vì vậy sẽ không có một loại dinh dưỡng nào phù hợp cho tất cả mọi người."

Chương 1: Chế độ dinh dưỡng cho trẻ sơ sinh, trẻ em, và thanh thiếu niên

1.1. DINH DƯỠNG CHO EM BÉ (TRẺ SƠ SINH DƯỚI 1 TUỔI)

Dinh dưỡng cho trẻ sơ sinh là nền tảng cực kỳ quan trọng để đảm bảo sự phát triển toàn diện về thể chất và trí tuệ của con em quý vị. Món quà tuyệt vời nhất mà bậc cha mẹ có thể đem lại cho con em mình là cung cấp dinh dưỡng tốt nhất cho bé những ngày tháng đầu tiên trong cuộc đời. Dưới đây là các nguyên tắc và khuyến nghị về dinh dưỡng cho trẻ sơ sinh.

1.1.1. Bú sữa mẹ

Sữa mẹ là nguồn dinh dưỡng tốt nhất cho trẻ sơ sinh và trẻ nhỏ, cung cấp đầy đủ các dưỡng chất quan trọng giúp bé phát triển toàn diện trong những tháng đầu đời. Nhiều hiệp hội y khoa, trong đó có Viện Hàn Lâm Nhi Khoa Hoa Kỳ (American Academy of Pediatrics), đều khuyến cáo các bà mẹ nên cho con bú hoàn toàn bằng sữa mẹ ít nhất trong 6 tháng đầu, và tiếp tục duy trì càng lâu càng tốt kết hợp với ăn dặm. Sữa mẹ mang lại lợi ích vượt trội cho cả mẹ lẫn con.

Sữa mẹ có thành phần dinh dưỡng lý tưởng với protein, chất béo, carbohydrate, vitamin và khoáng chất được cân đối theo đúng nhu cầu của trẻ. Trung bình trong 100 ml sữa mẹ có khoảng 1,2 g protein, 4,2 g chất béo và 7,4 g carbohydrate — tỷ lệ hoàn hảo cho hệ tiêu hóa non nớt của trẻ. Sữa mẹ còn chứa nhiều kháng thể tự nhiên, đặc biệt là IgA, giúp bảo vệ niêm mạc đường tiêu hóa và hô hấp, giảm nguy cơ nhiễm trùng và tăng cường hệ miễn dịch. Đây là lý do trẻ bú mẹ thường ít bị viêm tai, cảm lạnh hoặc tiêu chảy hơn.

Ngoài ra, sữa mẹ rất dễ tiêu hóa nên giúp giảm táo bón và các vấn đề tiêu hóa khác. Việc cho con bú còn tạo nên sự gắn kết đặc biệt giữa mẹ và bé, thông qua tiếp xúc da kề da và ánh nhìn, giúp trẻ cảm thấy an toàn và phát triển cảm xúc tốt hơn. Trẻ bú mẹ cũng có nguy cơ thấp hơn đối với dị ứng, hen suyễn và eczema. Với người mẹ, việc nuôi con bằng sữa mẹ giúp tiêu hao năng lượng, hỗ trợ giảm cân sau sinh, giúp tử cung co hồi nhanh hơn và giảm nguy cơ ung thư vú và buồng trứng trong tương lai.

Để nuôi con bằng sữa mẹ hiệu quả, điều quan trọng nhất là cho bé bú đúng khớp ngậm. Bé cần mở miệng rộng, ngậm cả quầng vú chứ không chỉ đầu ti, môi ôm trọn vú và cơ thể bé áp sát vào mẹ. Người mẹ nên chọn tư thế thoải mái, có thể là bế ngang, bế bóng bầu dục hoặc nằm nghiêng, để tránh căng cơ cổ tay và cánh tay. Trẻ sơ sinh nên được bú theo nhu cầu, thường từ 8-12 lần mỗi ngày, nhất là trong những tuần đầu. Các dấu hiệu bé đói bao gồm mút tay, liếm môi, quay đầu tìm vú mẹ.

Trong thời gian cho con bú, người mẹ cần chế độ dinh dưỡng đầy đủ và uống đủ nước để đảm bảo nguồn sữa dồi dào. Nên ưu tiên trái cây, rau xanh, ngũ cốc nguyên hạt, thịt nạc, cá, đậu, và uống nhiều nước trong ngày. Tinh thần thoải mái và ngủ đủ giấc cũng giúp mẹ duy trì lượng sữa tốt hơn.

Nếu mẹ phải đi làm hoặc không thể cho con bú trực tiếp, sữa mẹ có thể được vắt ra và bảo quản an toàn. Sữa mẹ giữ trong tủ lạnh ở 4°C dùng tốt trong 4 ngày và có thể bảo quản trong ngăn đông -18°C tới 6 tháng. Trong quá trình cho bú, nếu gặp các vấn đề như đau núm vú, căng tức ngực, tắc tia sữa hoặc bé bú kém, mẹ nên tìm sự hỗ trợ từ bác sĩ, chuyên gia tư vấn nuôi con bằng sữa mẹ hoặc điều dưỡng.

1.1.2. Khi nào dùng sữa bình (sữa bột)

Mặc dù sữa mẹ là nguồn dinh dưỡng tốt nhất cho trẻ sơ sinh, vẫn có những trường hợp cha mẹ cần dùng thêm sữa bình để đảm bảo bé nhận đủ dưỡng chất cho sự phát triển.

Một số bà mẹ gặp khó khăn trong việc tạo đủ sữa do thiếu dinh dưỡng, căng thẳng sau sinh, bệnh mạn tính hoặc rối loạn nội tiết. Khi lượng sữa mẹ không đáp ứng được nhu cầu của bé, việc bổ sung sữa bình là một lựa chọn cần thiết để bảo đảm trẻ không bị thiếu calo và các dưỡng chất thiết yếu.

Nếu bé không tăng cân đúng mức theo biểu đồ tăng trưởng, ít đi tiểu, hoặc có dấu hiệu biếng bú, cha mẹ cần đưa bé đến gặp bác sĩ ngay. Khi đánh giá sự phát triển của trẻ, nếu bác sĩ nhận thấy bé không nhận đủ sữa từ mẹ, sữa bình sẽ được khuyến nghị bổ sung để hỗ trợ tăng cân và phát triển toàn diện.

Sức khỏe của người mẹ cũng ảnh hưởng trực tiếp đến khả năng cho bú. Những bà mẹ đang mắc bệnh mạn tính như tiểu đường, bệnh thận, rối loạn tâm lý sau sinh hoặc đang hồi phục sau phẫu thuật có thể giảm khả năng tạo sữa. Trong những trường hợp này, bác sĩ sẽ hướng dẫn dùng sữa mẹ kết hợp với sữa bình để bảo đảm bé vẫn nhận đủ dưỡng chất. Ngoài ra, nếu mẹ đang dùng thuốc có thể đi vào sữa và gây hại cho trẻ, như aspirin, thuốc giảm đau nhóm á phiện, hoặc một số thuốc điều trị trầm cảm, thì bác sĩ có thể khuyên mẹ tạm ngưng cho bú và dùng sữa công thức thay thế.

Một số trẻ có dị ứng protein trong sữa mẹ hoặc không dung nạp lactose, dẫn đến khó chịu bú, nôn trớ hoặc tiêu chảy. Lúc này, các loại sữa công thức đặc biệt như sữa thủy phân hoặc sữa không lactose có thể được dùng theo hướng dẫn của bác sĩ. Việc sử dụng sữa công thức cũng trở nên cần thiết trong hoàn cảnh thực tế như mẹ phải đi làm sớm, lịch làm việc dày đặc hoặc bé được nhận làm con nuôi và không có nguồn sữa mẹ.

Trẻ sinh non hoặc có các vấn đề sức khỏe đặc biệt đôi khi cần dùng loại sữa bình chuyên biệt có hàm lượng năng lượng và dưỡng chất cao hơn để hỗ trợ tăng trưởng nhanh. Những loại sữa dành cho trẻ sinh non sẽ được bác sĩ nhi khoa chỉ định tùy theo nhu cầu của bé.

Nhìn chung, sữa bình có thể là lựa chọn an toàn và hiệu quả khi sữa mẹ không đủ hoặc không thể cung cấp. Tuy nhiên, việc chọn loại sữa và cách sử dụng cần có sự hướng dẫn của bác sĩ nhi khoa để bảo đảm phù hợp với sức khỏe và nhu cầu dinh dưỡng của từng trẻ. Mục tiêu cuối cùng luôn là bảo đảm bé được nuôi dưỡng đầy đủ, khỏe mạnh và phát triển đúng chuẩn.

Cách lựa chọn sữa bột cho bé

Việc lựa chọn sữa bột phù hợp cho bé là một quyết định quan trọng, vì sữa bột sẽ cung cấp phần lớn dưỡng chất cần thiết cho sự phát triển của bé trong những tháng đầu đời. Điều đầu tiên mà phụ huynh cần làm là tham khảo ý kiến bác sĩ nhi khoa, đặc biệt nếu bé có dị ứng, sinh non, khó tăng cân hoặc có nhu cầu dinh dưỡng đặc biệt.

Khi chọn sữa, quý phụ huynh nên chú ý đến thành phần dinh dưỡng. Sữa bột cần có hàm lượng protein phù hợp với độ tuổi của bé, thường được làm từ protein sữa bò — nguồn đã được nghiên cứu nhiều và sử dụng phổ biến. Phụ huynh cũng nên chọn sữa chứa chất béo lành mạnh như DHA và ARA, những thành phần quan trọng cho sự phát triển não bộ và thị giác. Carbohydrate, chủ yếu là lactose, giúp bé dễ tiêu hóa và cung cấp năng lượng ổn định. Ngoài ra, sữa bột cần bổ sung đầy đủ vitamin và khoáng chất như vitamin D, A, C, K, canxi, sắt và kẽm để hỗ trợ miễn dịch và phát triển xương.

Hiện nay có nhiều loại sữa bột trên thị trường. Sữa công thức từ sữa bò là lựa chọn phổ biến nhất và phù hợp với đa số trẻ. Với những bé không dung nạp lactose hoặc dị ứng protein sữa bò, phụ huynh có thể cân nhắc sữa từ đậu nành, sữa thủy phân (protein đã được cắt nhỏ để dễ hấp thu), hoặc sữa không lactose. Mỗi loại sữa có mục đích riêng, do đó cần lựa chọn theo hướng dẫn của bác sĩ.

Một yếu tố quan trọng khác là nguồn gốc và thương hiệu. Phụ huynh nên chọn những thương hiệu uy tín, đã được kiểm định chất lượng rõ ràng như Similac, Enfamil, Abbott, Nestlé hoặc Mead Johnson (Lưu ý là tôi không quảng cáo hay ủng hộ bất kỳ hiệu sữa nào). Sữa công thức cần có bao bì nguyên vẹn, hạn sử dụng rõ ràng, và phải được bảo quản đúng cách — ở nơi khô ráo, thoáng mát, tránh ánh sáng trực tiếp và độ ẩm.

Khi bắt đầu dùng một loại sữa mới, phụ huynh cần quan sát phản ứng của bé. Những dấu hiệu như nôn mửa, tiêu chảy, phát ban, táo bón hoặc khó chịu có thể cho thấy bé không phù hợp với loại sữa đó. Khi cần thiết, bạn có thể đổi sang loại sữa khác theo hướng dẫn của bác sĩ, đồng thời tiếp tục theo dõi cân nặng và tình trạng tiêu hóa của bé.

Cuối cùng, giá cả không phải lúc nào cũng phản ánh chất lượng. Điều quan trọng nhất là thành phần dinh dưỡng phù hợp và độ an toàn của sản phẩm. Bác sĩ nhi khoa có thể hướng dẫn bạn chọn loại sữa phù hợp nhất với nhu cầu của bé mà không gây gánh nặng tài chính cho gia đình. Lựa chọn đúng loại sữa công thức sẽ giúp bé được cung cấp nguồn dinh dưỡng tốt nhất, hỗ trợ tăng trưởng khỏe mạnh trong những năm đầu đời.

1.1.3. Thức ăn dặm cho bé

Ăn dặm là một giai đoạn rất quan trọng trong sự phát triển của trẻ, đánh dấu thời điểm bé chuyển từ chế độ dinh dưỡng hoàn toàn bằng sữa sang chế độ kết hợp với thực phẩm rắn. Hầu hết trẻ bắt đầu ăn dặm vào khoảng 6 tháng tuổi, nhưng thời điểm này có thể thay đổi tùy theo sự phát triển của từng bé. Dấu hiệu sẵn sàng bao gồm việc bé có thể ngồi vững khi được hỗ trợ, kiểm soát đầu tốt và tỏ ra quan tâm đến thức ăn bằng cách nhìn, với tay hoặc háo hức khi người lớn ăn.

Khi mới bắt đầu, cha mẹ nên lựa chọn các thực phẩm mềm, dễ tiêu hóa và ít gây dị ứng như bột ngũ cốc dành cho trẻ em, khoai lang nghiền, bí đỏ, cà rốt hoặc trái cây nghiền như chuối, táo, lê. Trẻ cần được giới thiệu từng loại thực phẩm mới một cách từ từ, mỗi lần một loại và chờ 3-5 ngày trước khi thử món mới để theo dõi các dấu hiệu dị ứng. Khi bé đã quen với các thức ăn cơ bản, phụ huynh có thể đa dạng hóa khẩu phần bằng cách cho bé làm quen dần với thịt, cá, đậu và các loại ngũ cốc khác. Sữa mẹ hoặc sữa công thức vẫn tiếp tục là nguồn dinh dưỡng chính trong giai đoạn đầu ăn dặm.

Việc chuẩn bị thức ăn dặm cho bé cần thực hiện đơn giản và an toàn. Bột ngũ cốc nên chọn loại không thêm đường hay muối, pha loãng với sữa mẹ hoặc sữa công thức. Rau củ phải được rửa sạch, gọt vỏ và nấu chín trước khi nghiền nhuyễn để dễ tiêu hóa. Trái cây chín mềm như chuối, táo hoặc lê là nguồn bổ sung vitamin và chất xơ rất tốt; táo và lê cần được hấp hoặc luộc chín trước khi nghiền. Thịt và cá phải được nấu kỹ và xay nhuyễn để cung cấp protein, sắt và omega-3 cho bé.

Trong giai đoạn ăn dặm, phụ huynh không nên thêm muối hoặc đường vào thức ăn của trẻ vì thận của bé còn non nớt và chưa sẵn sàng để xử lý chúng. Vệ sinh an toàn thực phẩm cũng phải được đảm bảo: rửa tay sạch, dùng dụng cụ riêng cho bé và giữ tất cả đồ dùng ăn uống thật sạch sẽ. Phụ huynh cần quan sát phản ứng của bé để phát hiện sớm các dấu hiệu dị ứng như phát ban, tiêu chảy, nôn ói hoặc khó thở. Nếu bé không muốn ăn hoặc quay mặt đi, cha mẹ không nên ép ăn mà hãy thử lại vào thời điểm khác.

Ăn dặm không chỉ giúp cung cấp dinh dưỡng mà còn là thời điểm bé làm quen với mùi vị, kết cấu và cách ăn uống. Cho bé ăn dặm đúng cách và từ từ sẽ đặt nền tảng cho thói quen ăn uống tốt về sau. Nếu có bất kỳ băn khoăn nào về lượng ăn, loại thực phẩm hoặc phản ứng của bé, phụ huynh nên trao đổi với bác sĩ nhi khoa để được hướng dẫn chính xác nhất.

1.1.4. Vitamin và khoáng chất cho bé

Vitamin D là dưỡng chất quan trọng giúp trẻ phát triển xương và răng khỏe mạnh. Tuy nhiên, lượng vitamin D trong sữa mẹ thường không đủ để đáp ứng nhu cầu hằng ngày của trẻ, vì vậy hầu hết trẻ bú mẹ đều được khuyến nghị bổ sung vitamin D từ những tuần đầu đời. Bên cạnh đó, sắt là yếu tố thiết yếu cho sự phát triển não bộ và hệ miễn dịch. Vì sữa mẹ có hàm lượng sắt thấp, trẻ bú mẹ thường cần được bổ sung sắt khi bước vào giai đoạn ăn dặm, khoảng sau 6 tháng tuổi. Vitamin B12 cũng rất quan trọng đối với sự phát triển của hệ thần kinh; nếu mẹ ăn chay hoặc thuần chay, trẻ bú mẹ có thể thiếu B12 và cần được bác sĩ đánh giá để bổ sung kịp thời.

Về nước và chất lỏng, trẻ sơ sinh bú mẹ hoàn toàn không cần uống thêm nước, vì sữa mẹ đã cung cấp đủ nước và điện giải cần thiết. Khi trẻ bắt đầu ăn dặm hoặc uống sữa công thức, trẻ có thể cần bổ sung nước, đặc biệt trong thời tiết nóng, khi trẻ hoạt động nhiều hoặc khi bé bị táo bón.

Một số thực phẩm phụ huynh cần tuyệt đối tránh trong năm đầu đời gồm mật ong, vì mật ong có thể chứa bào tử botulinum gây ngộ độc nguy hiểm cho trẻ sơ sinh. Ngoài ra, các thực phẩm cứng hoặc nhỏ như hạt, bỏng ngô, hoặc quả nhỏ nguyên trái rất dễ gây nghẹt thở và phải được loại bỏ khỏi chế độ ăn của bé. Phụ huynh cũng nên hạn chế tối đa các thực phẩm chế biến sẵn chứa nhiều muối, đường và chất bảo quản, vì hệ tiêu hóa của trẻ còn non nớt và chưa thể xử lý các chất này.

Dinh dưỡng trong năm đầu đời đóng vai trò nền tảng cho sự phát triển toàn diện của trẻ. Cung cấp dưỡng chất từ sữa mẹ, sữa công thức và thức ăn dặm phù hợp theo từng giai đoạn sẽ giúp bé phát triển khỏe mạnh, tăng trưởng tốt và có hệ miễn dịch vững vàng. Khi có bất kỳ thắc mắc nào về bổ sung dinh dưỡng, phụ huynh nên tham khảo ý kiến bác sĩ nhi khoa hoặc chuyên gia dinh dưỡng để bảo đảm chế độ ăn của bé luôn đúng và an toàn.

1.2. DINH DƯỠNG CHO TRẺ EM (1-12 TUỔI)

Dinh dưỡng là nền tảng quan trọng nhất cho sự phát triển của trẻ em, đặc biệt trong ba giai đoạn: trẻ nhỏ, trẻ mẫu giáo và trẻ đang đi học. Trong giai đoạn 1-3 tuổi, trẻ cần một chế độ dinh dưỡng cân bằng gồm đầy đủ các nhóm chất để hỗ trợ tăng trưởng nhanh về cả thể chất lẫn trí tuệ. Trẻ ở độ tuổi này nên ăn 3 bữa chính và 2-3 bữa phụ mỗi ngày, ưu tiên các thực phẩm giàu sắt và canxi như thịt, cá, trứng, sữa và các sản phẩm từ sữa. Phụ huynh cần đặc biệt chú ý tránh các thực phẩm có nguy cơ gây nghẹt thở như hạt cứng, trái nho nguyên quả hay kẹo cứng.

Trong độ tuổi mẫu giáo (4-6 tuổi), trẻ bắt đầu hình thành thói quen ăn uống lâu dài, vì vậy cha mẹ nên khuyến khích trẻ tự ăn, giảm đồ ăn vặt không lành mạnh và tăng cường trái cây, rau củ, các loại hạt. Việc duy trì bữa ăn gia đình đều đặn giúp trẻ học được thói quen ăn uống chuẩn mực và tăng sự gắn kết.

Khi bước vào độ tuổi đi học (7-12 tuổi), nhu cầu năng lượng của trẻ tăng đáng kể để phục vụ học tập và hoạt động thể thao. Con em chúng ta cần những bữa ăn cân bằng, đặc biệt là một bữa sáng đầy đủ, kèm theo các bữa phụ lành mạnh để giữ năng lượng suốt ngày dài. Bên cạnh dinh dưỡng, trẻ cần được khuyến khích vận động thể chất để hỗ trợ tăng trưởng chiều cao, sức mạnh cơ và sức bền.

Dù ở độ tuổi nào, nguyên tắc chung là cung cấp đầy đủ các nhóm dưỡng chất chính: carbohydrate, protein, chất béo, vitamin và khoáng chất. Khuyến khích trẻ ăn đa dạng thực phẩm từ các nguồn tự nhiên, tươi sống, và hạn chế thực phẩm chế biến sẵn chứa nhiều đường tinh luyện và chất bảo quản. Carbohydrate nên lấy từ ngũ cốc nguyên hạt, gạo lứt, yến mạch, khoai lang; protein từ thịt nạc, cá, trứng, sữa, đậu hũ và đậu; chất béo tốt từ dầu olive, quả bơ, các loại hạt và cá béo như cá hồi. Vitamin và khoáng chất quan trọng bao gồm canxi, vitamin D, vitamin A, vitamin C, sắt và chất xơ — tất cả đều đóng vai trò thiết yếu cho sự tăng trưởng, miễn dịch và trí tuệ.

Nhu cầu dinh dưỡng cũng thay đổi theo tuổi. Trẻ 1-3 tuổi cần khoảng 1000-1400 calo/ngày và 13g protein mỗi ngày; trẻ 4-8 tuổi cần 1400-2000 calo/ngày và 19g protein; trẻ 9-13 tuổi cần 1600-2600 calo/ngày và 34g protein, tùy mức độ hoạt động. Tỷ lệ chất béo khuyến nghị dao động từ 25-40% tổng năng lượng và carbohydrate chiếm 45-65%.

Các nghiên cứu khoa học đều khẳng định vai trò quan trọng của dinh dưỡng trong tăng trưởng trẻ em. Vitamin D và canxi giúp xương chắc khỏe, thiếu hụt có thể gây còi xương. Chất xơ hỗ trợ tiêu hóa, ngăn táo bón và giảm nguy cơ béo phì trong tương lai. Omega-3, đặc biệt là DHA, đóng vai trò lớn trong phát triển não bộ và thị giác; nghiên cứu trên *Journal of Pediatrics* cho thấy trẻ được bổ sung omega-3 có khả năng nhận thức và hành vi tốt hơn.

Một chế độ dinh dưỡng cân bằng, đa dạng và tự nhiên không chỉ giúp trẻ khỏe mạnh mà còn tạo nền tảng cho sự phát triển trí tuệ và thể chất lâu dài. Phụ huynh nên tham khảo ý kiến bác sĩ hoặc chuyên gia dinh dưỡng để xây dựng kế hoạch ăn uống phù hợp nhất cho từng độ tuổi của trẻ.

1.3. DINH DƯỠNG CHO THANH THIẾU NIÊN (13 -19 TUỔI)

Thanh thiếu niên đang trong giai đoạn phát triển mạnh mẽ cả về thể chất lẫn tinh thần, vì vậy một chế độ dinh dưỡng hợp lý đóng vai trò cực kỳ quan trọng để hỗ trợ quá trình tăng trưởng này. Ở giai đoạn này, cơ thể con em chúng ta cần nhiều năng lượng hơn để phục vụ hoạt động học tập, thể thao và sự phát triển của các cơ quan. Nhu cầu calorie thường dao động từ 2,200-2,800 calo/ngày đối với nam và 1,800-2,200 calo/ngày đối với nữ, tùy theo mức độ vận động.

Protein là thành phần thiết yếu giúp xây dựng và sửa chữa cơ bắp, mô và tế bào. Thanh thiếu niên nên bổ sung protein từ thịt, cá, trứng, sữa, đậu và các loại hạt, với nhu cầu khoảng 46-52g mỗi ngày cho nữ và 52-56g mỗi ngày cho nam. Bên cạnh đó, bổ sung chất béo lành mạnh cũng rất quan trọng để cung cấp năng lượng và hỗ trợ hấp thụ các vitamin tan trong dầu. Chất béo nên chiếm khoảng 25-35% tổng lượng calo hằng ngày, ưu tiên các nguồn tốt như dầu olive, dầu hạt cải, quả bơ, hạt và cá béo.

Carbohydrate là nguồn năng lượng chính của cơ thể. Thanh thiếu niên nên chọn các loại carbohydrate tốt như ngũ cốc nguyên hạt, gạo, khoai tây và trái cây, chiếm khoảng 45-65% tổng lượng calo mỗi ngày.

Ngoài ra, vitamin và khoáng chất là yếu tố không thể thiếu. Canxi rất quan trọng cho sự phát triển xương và răng, có nhiều trong sữa, phô mai, sữa chua và rau xanh. Sắt cần thiết để hình thành hồng cầu, đặc biệt quan trọng với trẻ nữ, và có trong thịt đỏ, đậu, và ngũ cốc tăng cường. Vitamin D giúp hấp thụ canxi tốt hơn và có thể bổ sung từ ánh nắng, cá béo và sữa tăng cường. Vitamin A hỗ trợ thị lực và hệ miễn dịch, còn vitamin C giúp tăng sức đề kháng và hấp thụ sắt, có nhiều trong trái cây họ cam chanh, dâu tây và ớt chuông.

1.4 TÀI LIỆU THAM KHẢO

"Breastfeeding and Human Lactation" by Jan Riordan and Karen Wambach: Riordan, J., & Wambach, K. (2010). *Breastfeeding and Human Lactation*. Jones & Bartlett Learning. ISBN: 978-0763754323.

World Health Organization (WHO) - Infant and Young Child Feeding Guidelines: World Health Organization. (2018). *Infant and Young Child Feeding Guidelines*. World Health Organization. ISBN: 978-92-4-155037-6.

"Your Baby's First Year" by American Academy of Pediatrics: American Academy of Pediatrics. (2015). *Your Baby's First Year*. Bantam Books. ISBN: 978-1-58110-975-7.

Dinh Dưỡng Cho Trẻ Sơ Sinh

1. "Breastfeeding and Human Lactation" - Jan Riordan, Karen Wambach
   - Cuốn sách này cung cấp kiến thức toàn diện về sữa mẹ và lợi ích của việc nuôi con bằng sữa mẹ.
2. "Your Baby's First Year" - American Academy of Pediatrics
   - Sách hướng dẫn chi tiết về sự phát triển của trẻ sơ sinh và các khuyến nghị dinh dưỡng từ tổ chức uy tín.
3. World Health Organization (WHO) - Infant and Young Child Feeding
   - WHO cung cấp hướng dẫn toàn diện về nuôi con bằng sữa mẹ và dinh dưỡng cho trẻ sơ sinh và trẻ nhỏ.
   - Link to guidelines: https://www.who.int/teams/nutrition-and-food-safety/infant-and-young-child-feeding

Dinh Dưỡng Cho Trẻ Em

1. "Child of Mine: Feeding with Love and Good Sense" - Ellyn Satter
   - Cuốn sách này tập trung vào việc xây dựng thói quen ăn uống lành mạnh và dinh dưỡng cho trẻ em.
2. "Nutrition: What Every Parent Needs to Know" - American Academy of Pediatrics
   - Sách cung cấp thông tin chi tiết về nhu cầu dinh dưỡng và các hướng dẫn thực tế cho việc nuôi dưỡng trẻ em.

3. Centers for Disease Control and Prevention (CDC) - Nutrition for Children
    - CDC cung cấp các tài liệu hướng dẫn về dinh dưỡng lành mạnh cho trẻ em.
    - Link to guidelines: https://www.cdc.gov/infant-toddler-nutrition/about/

Dinh Dưỡng Cho Thanh Thiếu Niên

1. "Eat, Move, Sleep: How Small Choices Lead to Big Changes" - Tom Rath
    - Cuốn sách này giúp thanh thiếu niên hiểu rõ hơn về tầm quan trọng của dinh dưỡng, vận động và giấc ngủ trong việc duy trì sức khỏe tổng thể.
2. "The Adolescent Health Care Handbook" - American Academy of Pediatrics
    - Sách này cung cấp các hướng dẫn về chăm sóc sức khỏe và dinh dưỡng cho thanh thiếu niên.
3. World Health Organization (WHO) - Adolescent Nutrition
    - WHO cung cấp các tài liệu và hướng dẫn về dinh dưỡng cho thanh thiếu niên.
    - Link to guidelines: https://www.who.int/health-topics/adolescent-health

Chương 2: Chế độ dinh dưỡng cho thai phụ

Mang thai là một giai đoạn đầy thách thức, đòi hỏi sự thích nghi và chăm sóc đặc biệt từ người phụ nữ. Hiểu rõ những thay đổi sinh lý trong cơ thể và khoa học dinh dưỡng sẽ giúp các bà mẹ tương lai chuẩn bị tốt hơn cho quá trình mang thai và chăm sóc sức khỏe cho bản thân cũng như thai nhi.

2.1. NHỮNG THAY ĐỔI TÂM SINH LÝ KHI MANG THAI

Mang thai là một giai đoạn đặc biệt trong cuộc đời của người phụ nữ, khi cơ thể người mẹ sẽ phải trải qua nhiều thay đổi để hỗ trợ sự phát triển của thai nhi. Dưới đây là những thay đổi sinh lý hay gặp mà một phụ nữ mang thai thường trải qua:

Tăng nội tiết tố

Tăng Estrogen và Progesterone là những thay đổi đầu tiên thai phụ sẽ cảm nhận. Nồng độ hormone estrogen và progesterone tăng đáng kể để hỗ trợ quá trình mang thai và sự phát triển của thai nhi. Do tăng đột ngột những hormone này, cơ thể người phụ nữ sẽ thay đổi đáng kể. Đầu tiên là mở rộng tử cung, tăng lưu lượng máu đến tử vong, và duy trì niêm mạc tử cung. Hormone thay đổi cũng làm da khô và sạm đi.

Hormone HCG (Human Chorionic Gonadotropin) được sản xuất bởi nhau thai và giúp duy trì thai kỳ trong giai đoạn đầu. Hormone này sẽ gây ra các triệu chứng ốm nghén như buồn nôn và nôn mửa. Thèm ăn cũng bắt đầu xảy ra do người mẹ cần nhiều calories để tạo dinh dưỡng cho bào thai.

Tăng tuần hoàn máu

Khi thai nhi ngày càng lớn, cơ thể người mẹ cần tăng lưu lượng máu để bơm đủ dinh dưỡng. Tuy nhiên, việc tăng lưu lượng máu dễ dẫn đến viêm sưng chân hay các bệnh suy giãn tĩnh mạch. Các bệnh này sau khi sinh con có thể cải thiện, nhưng vẫn có thể để lại các biến chứng lâu dài như suy giãn tĩnh mạch. Ngoài ra các bệnh nền tim mạch của người mẹ đôi khi sẽ nặng hơn trong lúc mang thai, ví dụ như suy tim, do phải làm việc nhiều hơn.

Lượng máu trong cơ thể tăng trung bình khoảng 30-50% để đáp ứng nhu cầu của mẹ và thai nhi. Tim người mẹ cũng tăng nhịp tim và lượng máu lưu thông qua các cơ quan. Huyết áp người mẹ có thể giảm trong ba tháng đầu và giữa thai kỳ do giãn mạch máu, nhưng thường trở lại bình thường trong ba tháng cuối.

Lưu ý là một số phụ nữ có thể phát triển tiền sản giật (Preeclampsia), một tình trạng nguy hiểm liên quan đến huyết áp cao. Quý vị có nên theo dõi huyết áp cho thai phụ bằng cách đo mỗi ngày.

Thay đổi về phổi và tim

Khi thai nhi ngày càng phát triển, bé sẽ cần nhiều oxy hơn. Vì vậy, người mẹ cũng cần phải thở nhiều hơn để đảm bảo cung cấp đủ oxy để hỗ trợ sự phát triển của thai nhi và đáp ứng các yêu cầu chuyển hóa cao hơn. Càng gần đến ngày sinh thì bào thai càng lớn, tử cung nở ra bụng to đẩy cơ hoành lên phía trên khiế dung tích phổi giảm làm thai phụ thường mau mệt, thở gấp, thở ngắn, và khó di chuyển xa.

Thai phụ nên tập cách thở mới để thích ứng với những thay đổi này bằng cách tập thở sâu hơn, thở chậm. Tập thể dục nhẹ nhàng và điều đặn cũng sẽ giúp tim phổi khỏe hơn, tăng cường lượng oxy cung cấp cho cơ thể.

Thay đổi đường ruột và tiêu hoá

Thai phụ sẽ cảm giác mình dễ bị táo bón và chậm tiêu hóa. Lý do quan trọng là hormone progesterone làm chậm quá trình tiêu hóa bằng cách làm giãn cơ trơn của dạ dày và ruột. các triệu chứng khó tiêu như ợ nóng, đầy hơi và táo bón thường xuyên xảy ra, nhất là gần đến ngày sinh. Bệnh trĩ cũng hay xảy ra do táo báo thường xuyên và ngồi lâu. Thai phụ nên tập cử động nhẹ và áp dụng bài tập co thắt hậu môn Kegel exercises để giảm rủi ro bệnh trĩ nặng hơn sau khi sinh.

Ngoài ra, các triệu chứng buồn nôn, ói mửa có thể kéo dài đến suốt thai kỳ.Thai phụ nên uống nhiều nước.

Thay đổi nước tiểu và bàng quang

Tử cung căng to khi thai nhi lớn kèm theo lượng máu tuần hoàn lọc máu nhiều dẫn đến tăng lượng nước tiểu ở người mẹ. Mặt khác, thai to cũng ép lên bụng dưới, làm giảm không gian cho bàng quang, dẫn đến kích thích dễ đi tiểu thường xuyên. Ngoài ra, thai phụ cũng có thể cảm thấy không hoàn toàn tiểu hết. Các rủi ro về nhiễm trùng đường tiểu cũng có thể tăng theo.

Thay đổi xương khớp và cơ bắp

Khi thai nhi ngày càng lớn, thai phụ sẽ mở rộng xương chậu để chuẩn bị cho đứa bé ra đời. Các hormone sẽ làm các cơ thư giãn, các dây chằng bớt căng. Càng gần ngày sinh, thai phụ sẽ thêm cảm giác đau nhức xương ê ẩm, nhất là phần xương hông, xương chậu, và lưng.

Ngoài ra, tăng cân và thay đổi tư thế ngồi và đứng do bào thai phát triển lớn ở phía bụng dưới làm thai phụ càng khó khăn trong di chuyển. Mệt mỏi và đau lưng sẽ hay xảy ra ở kỳ cuối thai kỳ. Thai phụ có thể tập các bài thể dục nhẹ để giảm các triệu chứng này. Cần cẩn thận khi dùng thuốc giảm đau vì có thể ảnh hưởng đến thai nhi. Nhớ tham khảo với bác sĩ khi cần dùng thuốc giảm đau lưng hoặc cơn đau quá nặng.

Thay đổi da và tóc

Những thay đổi về hormone sẽ khiến thai phụ cảm giác thêm sạm da, da khô, hay đen da, và tăng sắc tố da. Những thay đổi này có thể làm tạm thời, nhưng cũng có thể lâu dài sau khi sinh. Tóc quý vị có thể dày hơn một chút khi mang thai do thay đổi hormone, nhưng sau đó có thể rụng nhiều sau khi sinh. Stress có thể làm tóc rụng nhiều hơn nữa nếu quý vị có những bệnh nền về tâm lý.

Để cải thiện, quý chị em có thể dùng kem dưỡng da thường xuyên hay kem chống sạm da. Lưu ý là quý vị nên hạn chế dùng các kem có nhiều Retinol (xem bài viết và video tôi nói nhiều về Retinol) để giảm rủi ro đến bé.

Thay đổi hình dáng và cấu trúc vú

Để chuẩn bị cho bé bú sau này, thai phụ thường cảm giác hai vú to hơn và căng cứng hơn. Lý do là tăng nồng độ hormone estrogen và progesterone ngày càng nhiều. Ngoài tăng kích thước, vú và vùng da xung quanh cũng nhạy cảm hơn và bắt đầu xuất hiện các tuyến sữa.

Vào cuối thai kỳ, một vài thai phu có thể bắt đầu sản xuất sữa non (colostrum) để chuẩn bị cho việc cho con bú sau khi sinh. Một số khác sẽ có sữa non ngay sau khi sinh con. Điều quan trọng là cho bé sơ sinh tiếp xúc vú ngay sau khi sinh. Kích thích nút từ bé sẽ làm người mẹ mau tạo sữa hơn.

Thay đổi tâm lý

Cảm xúc thai phụ sẽ thay đổi trong giai đoạn khó khăn này. Đầu tiên là do các hormone, dẫn đến các thay đổi về cơ thể kèm theo ảnh hưởng đến tâm lý. Thai phụ dễ cảm thấy buồn và chán nản do cơ thể mình không còn thon gọn như trước.

Ngoài ra, thai cũng dễ xúc động, lo lắng và trầm cảm do chưa thích nghi với bào thai đang hình thành. Lo lắng và trách nhiệm cho tương lai đứa bé cũng dễ làm thai phụ buồn chán. Người cha đứa bé và gia đình nên hiểu những lúc khó khăn này của thai phụ để bên cạnh động viên và ủng hộ.

2.2. RỦI RO THIẾU DINH DƯỠNG

Một chế độ dinh dưỡng tốt giữ vai trò nền tảng trong việc bảo đảm sức khỏe cho cả mẹ và thai nhi. Tuy nhiên, nếu thai phụ không được hướng dẫn đúng cách, tình trạng thiếu hoặc thừa một số chất dinh dưỡng có thể gây ảnh hưởng nghiêm trọng đến sự phát triển của bé và sức khỏe của mẹ. Vì vậy, hiểu rõ các nguy cơ này sẽ giúp thai phụ chủ động hơn trong việc bảo vệ thai kỳ.

Thiếu axit folic:

Axit folic là dưỡng chất quan trọng nhất trong giai đoạn chuẩn bị mang thai và 12 tuần đầu thai kỳ. Thiếu axit folic làm tăng nguy cơ dị tật ống thần kinh như nứt đốt sống hoặc vô sọ. Hầu hết các hiệp hội sản khoa đều khuyến nghị thai phụ nên bổ sung 400-800 microgram axit folic mỗi ngày, bắt đầu trước khi mang thai để bảo vệ bé từ những tuần đầu tiên.

Thiếu sắt:

Thiếu sắt có thể gây thiếu máu, dẫn đến mệt mỏi, khó thở, giảm oxy nuôi thai và tăng nguy cơ sinh non hoặc trẻ nhẹ cân. Thai phụ nên tăng cường thực phẩm giàu sắt như thịt đỏ, gan, rau lá xanh, các loại đậu, và có thể được bác sĩ kê thêm viên sắt nếu lượng ăn vào không đủ. Bổ sung sắt đều đặn giúp duy trì hemoglobin ổn định suốt thai kỳ.

Thiếu canxi:

Canxi cần thiết cho sự phát triển xương, răng và hệ thần kinh của thai nhi. Thiếu canxi khiến bé có nguy cơ còi xương sau sinh và khiến mẹ dễ bị loãng xương. Thai phụ nên bổ sung khoảng 1000 mg canxi mỗi ngày, từ các nguồn như sữa, sữa chua, phô mai và rau xanh. Nếu chế độ ăn không đủ, bác sĩ có thể kê thêm viên canxi kết hợp vitamin D.

Thiếu vitamin D:

Vitamin D giúp hấp thu canxi hiệu quả và duy trì hệ xương khỏe mạnh. Thiếu vitamin D làm tăng nguy cơ còi xương ở trẻ và gây đau nhức, yếu xương ở mẹ. Thai phụ nên bổ sung 600-800 IU vitamin D mỗi ngày, thông qua cá hồi, cá thu, lòng đỏ trứng, sữa tăng cường vitamin D hoặc viên bổ sung theo chỉ định.

Thiếu iốt:

Iốt giúp tuyến giáp hoạt động bình thường. Thiếu iốt có thể gây suy giáp ở mẹ và ảnh hưởng trực tiếp đến sự phát triển não bộ của thai nhi. Mức khuyến nghị cho thai phụ là **220 microgram iốt mỗi ngày**, chủ yếu từ muối iốt, hải sản, trứng và các sản phẩm từ sữa.

Thừa hoặc ngộ độc vitamin A:

Vitamin A rất cần thiết, nhưng nhiều quý vị tự ý bổ sung quá mức, đặc biệt dưới dạng viên uống liều cao, có thể gây dị tật bẩm sinh. Thai phụ nên tránh tự ý dùng viên vitamin A, và chỉ bổ sung qua thực phẩm tự nhiên như cà rốt, khoai lang, rau lá xanh. Bất kỳ viên bổ sung nào cũng cần được bác sĩ cho phép.

Thừa caffeine:

Uống quá nhiều caffeine, thường có trong cà phê và trà, có thể làm tăng nguy cơ sẩy thai hoặc sinh non. Quý thai phụ nên giới hạn lượng caffeine dưới 200 mg mỗi ngày, tương đương khoảng 1 tách cà phê.

2.3. RỦI RO THỰC PHẨM KÉM AN TOÀN

Khi mang thai, hệ miễn dịch tự nhiên của người mẹ thường yếu đi để cơ thể có thể chấp nhận thai nhi, vì vậy nguy cơ nhiễm trùng của quý thai phụ trong giai đoạn này có thể cao hơn bình thường. Do đó, việc lựa chọn thực phẩm sạch, an toàn và đầy đủ dinh dưỡng đóng vai trò cực kỳ quan trọng để giảm thiểu rủi ro mắc bệnh cho thai phụ và người thân của quý vị. Lưu ý là việc điều trị nhiễm trùng do vi khuẩn, virus, hay ký sinh trùng trong thai kỳ chỉ được sử dụng như biện pháp cuối cùng, vì thuốc kháng sinh hay thuốc kháng virus có thể ảnh hưởng đến sự phát triển của thai nhi. Vì vậy, phòng ngừa luôn là ưu tiên hàng đầu để bảo vệ sức khỏe cho cả mẹ và bé.

Nhiễm khuẩn Listeria:

Là loại vi khuẩn nguy hiểm có thể gây sẩy thai, sinh non hoặc gây nhiễm trùng nặng nề ở trẻ sơ sinh sau khi chào đời. Thai phụ cần tránh các thực phẩm chưa nấu chín hoặc không tiệt trùng như sữa tươi chưa tiệt trùng, phô mai mềm, pate, cũng như hạn chế các loại thực phẩm chế biến sẵn như hot dogs và deli meats, vì đây là nguồn dễ nhiễm Listeria nhất.

Nhiễm ký sinh trùng Toxoplasma:

Có thể gây dị tật bẩm sinh, tổn thương não hoặc mắt cho thai nhi nếu mẹ bị nhiễm trong lúc mang thai. Để phòng ngừa, thai phụ nên tránh tiếp xúc trực tiếp với phân mèo, luôn nấu chín kỹ thịt và rửa sạch rau củ quả trước khi ăn. Nếu phải dọn hộp vệ sinh cho mèo, nên đeo bao tay và rửa tay thật sạch sau khi tiếp xúc.

Ngộ độc thực phẩm:

Các loại vi khuẩn như Salmonella hay E. coli có thể gây tiêu chảy nặng, nôn ói, mất nước và làm tăng nguy cơ biến chứng cho cả mẹ và thai nhi. Để đảm bảo an toàn, thai phụ cần tuân thủ vệ sinh thực phẩm: nấu chín kỹ các loại thịt, trứng và hải sản; tránh ăn trứng sống, sushi từ cá sống, thịt tái hoặc thực phẩm để lâu trong tủ lạnh. Việc rửa tay, vệ sinh bếp và bảo quản thức ăn đúng cách cũng rất quan trọng để phòng ngừa ngộ độc.

2.4. HỖ TRỢ DINH DƯỠNG KHI MANG THAI

Nhiều nghiên cứu có độ tin cậy cao liên tục khẳng định rằng việc bổ sung một số dưỡng chất quan trọng trong thai kỳ có thể giảm rõ rệt nguy cơ dị tật bẩm sinh và cải thiện sức khỏe lâu dài của trẻ. Đây là những chất mà gần như mọi thai phụ đều nên được bổ sung đúng liều và đúng thời điểm.

Axit folic là dưỡng chất quan trọng nhất trong giai đoạn chuẩn bị mang thai và 3 tháng đầu. Thiếu axit folic làm tăng nguy cơ dị tật ống thần kinh như nứt đốt sống hoặc vô sọ. Nghiên cứu kinh điển của Czeizel & Dudas cho thấy việc bổ sung axit folic trước khi mang thai và trong những tuần đầu giúp giảm tới **70%** nguy cơ dị tật ống thần kinh. Vì ống thần kinh đóng lại rất sớm (tuần 3-4 của thai kỳ), thai phụ cần bắt đầu uống từ trước khi mang thai.

Sắt: Thiếu sắt là tình trạng rất phổ biến và có thể dẫn đến thiếu máu, mệt mỏi, giảm oxy đến thai nhi, và làm tăng nguy cơ sinh non hoặc trẻ sinh nhẹ cân. Bổ sung sắt giúp duy trì hemoglobin ổn định, hỗ trợ phát triển mô và nhau thai. Nghiên cứu của Scholl & Hediger đăng trên *American Journal of Clinical Nutrition* cho thấy thiếu sắt trong thai kỳ liên quan trực tiếp đến tỉ lệ sinh non và trẻ sơ sinh thiếu cân cao hơn. Vì vậy, đa số thai phụ nên được bổ sung sắt đều đặn, nhất là từ tam cá nguyệt thứ hai trở đi.

Canxi và vitamin D: Cả Canxi và vitamin D hoạt động song song để xây dựng hệ xương vững chắc cho cả mẹ và con. Nhiều nghiên cứu cho thấy bổ sung đầy đủ giúp giảm nguy cơ loãng xương, chuột rút, và hỗ trợ hình thành bộ xương khỏe mạnh cho thai nhi. Thiếu canxi và vitamin D trong thai kỳ có thể gây còi xương, dị dạng xương ở trẻ sơ sinh và tăng nguy cơ tăng huyết áp thai kỳ ở mẹ. Tại Hoa Kỳ, phần lớn phụ nữ đều thiếu vitamin D, vì vậy bổ sung là rất cần thiết.

Omega-3 (DHA): Omega-3, đặc biệt là DHA, đóng vai trò quan trọng trong sự phát triển não bộ và thị giác của thai nhi. Nghiên cứu của Oken và cộng sự cho thấy thai phụ tiêu thụ đủ omega-3, nhất là từ cá béo, có con phát triển nhận thức và thị lực tốt hơn sau khi sinh. DHA cũng liên quan đến việc giảm nguy cơ sinh non và cải thiện cân nặng khi sinh. Nếu thai phụ không ăn cá thường xuyên, việc bổ sung viên DHA là lựa chọn an toàn và hiệu quả.

2.5. THAI PHỤ NÊN ĂN BAO NHIÊU LẦN TRONG NGÀY?

Mang thai là giai đoạn đòi hỏi cơ thể người mẹ cung cấp đầy đủ dinh dưỡng cho cả bản thân và thai nhi, vì vậy cách ăn uống mỗi ngày đóng vai trò rất quan trọng.

Thai phụ nên chia nhỏ bữa ăn thành 5-6 lần/ngày thay vì ăn 3 bữa lớn để giữ mức năng lượng ổn định, giảm buồn nôn và duy trì đường huyết. Bữa sáng cần đầy đủ dưỡng chất để khởi động ngày mới, trong khi các bữa phụ đơn giản như sữa chua, trái cây hoặc hạt giúp tránh cảm giác mệt và đói giữa các bữa chính. Bữa trưa và bữa tối nên cân đối giữa protein, rau xanh và tinh bột nguyên cám, kết hợp với một bữa nhẹ trước khi ngủ như sữa ấm hoặc phô mai để giúp giấc ngủ sâu hơn.

Trong suốt thai kỳ, thai phụ nên ăn đa dạng các nhóm thực phẩm để cung cấp đủ vitamin và khoáng chất, đồng thời uống nước đầy đủ (8-10 ly nước) mỗi ngày để hỗ trợ tiêu hóa và giảm táo bón. Quý vị nên tránh các thực phẩm không an toàn như đồ sống, thịt tái, trứng sống, thực phẩm nhiều đường hoặc nhiều caffeine, và luôn kiểm soát khẩu phần để tránh tăng cân quá mức. Việc áp dụng chế độ ăn chia nhỏ, đa dạng và an toàn sẽ giúp thai phụ duy trì sức khỏe ổn định và hỗ trợ thai nhi phát triển tốt nhất.

Khi có thêm câu hỏi, quý vị nên tham khảo ý kiến bác sĩ hoặc chuyên gia dinh dưỡng để có kế hoạch ăn uống phù hợp cho từng giai đoạn của thai kỳ. Quý vị không nên nghe những lời tư vấn không rõ nguồn gốc trên mạng.

2.6. TÀI LIỆU THAM KHẢO

Sách tham khảo

1. "Real Food for Pregnancy: The Science and Wisdom of Optimal Prenatal Nutrition" - Lily Nichols, RDN, CDE
    - Sách tập trung vào dinh dưỡng từ thực phẩm tự nhiên và cung cấp các khuyến nghị dựa trên nghiên cứu khoa học để hỗ trợ thai kỳ khỏe mạnh.
2. "The Whole 9 Months: A Week-By-Week Pregnancy Nutrition Guide with Recipes for a Healthy Start" - Jennifer Lang, MD và Dana Angelo White, MS, RD, ATC
    - Cuốn sách này cung cấp hướng dẫn dinh dưỡng chi tiết theo tuần trong suốt thai kỳ, kèm theo các công thức nấu ăn lành mạnh.
3. "What to Expect When You're Expecting" - Heidi Murkoff
    - Đây là cuốn sách nổi tiếng về thai kỳ, cung cấp thông tin toàn diện về dinh dưỡng, chăm sóc sức khỏe và sự phát triển của thai nhi.

Nghiên cứu và bài báo khoa học

1. "Dietary Guidelines for Americans 2020-2025"
    - Tác giả: U.S. Department of Health and Human Services and U.S. Department of Agriculture
    - Nội dung: Hướng dẫn dinh dưỡng dành cho người Mỹ, bao gồm các khuyến nghị cụ thể cho phụ nữ mang thai và cho con bú.

- Link to guidelines: https://www.dietaryguidelines.gov/

2. "Maternal Diet and Nutrient Requirements in Pregnancy and Breastfeeding: An Italian Consensus Document"
    - Tạp chí: Nutrients
    - Năm xuất bản: 2016
    - Tóm tắt: Bài báo này cung cấp một tổng quan chi tiết về các yêu cầu dinh dưỡng cho phụ nữ mang thai và cho con bú.
    - Link to study: https://www.ncbi.nlm.nih.gov/pmc/articles/PMC5188421/

3. "Nutrition During Pregnancy: Part I Weight Gain, Part II Nutrient Supplements" - Institute of Medicine (US) Committee on Nutritional Status During Pregnancy and Lactation
    - Báo cáo này cung cấp hướng dẫn chi tiết về tăng cân và bổ sung dinh dưỡng trong thai kỳ.
    - Link to report: https://www.ncbi.nlm.nih.gov/books/NBK235235/

4. "Nutrition and Lifestyle for a Healthy Pregnancy Outcome"
    - Tác giả: American College of Obstetricians and Gynecologists (ACOG)
    - Nội dung: Tài liệu này cung cấp hướng dẫn về dinh dưỡng và lối sống lành mạnh cho thai kỳ, dựa trên các nghiên cứu khoa học hiện tại.
    - Link to guidelines: https://www.acog.org/womens-health/faqs/healthy-eating-during-pregnancy

Chương 3: Dinh dưỡng cho người cao tuổi

Yếu ớt (frailty) và suy dinh dưỡng (Malnutrition) ở người cao tuổi là tình trạng suy giảm toàn diện về sức khỏe và khả năng sinh lý, khiến họ dễ bị tổn thương trước các yếu tố stress như bệnh tật, chấn thương hoặc thay đổi môi trường sống.

Tôi thường nói người cao tuổi cũng như một em bé, cần được chăm sóc và theo dõi thường xuyên. Càng về già thì sự chăm sóc đó ngày càng nhiều hơn. Ngày xưa, khi chúng ta còn bé, cha mẹ đã mang tã cho chúng ta, thức thâu đêm cho chúng ta bú, chăm chúng ta ngoan. Ngày nay, cha mẹ lớn tuổi yếu đuối, đi tiểu tiện không kiểm soát, cần mang tã, cần được chúng ta quan tâm chăm sóc.

3.1. NGUYÊN NHÂN YẾU ỚT VÀ SUY DINH DƯỠNG

Yếu ớt và suy dinh dưỡng ở người cao tuổi là tình trạng thường gặp và có thể tiến triển âm thầm theo thời gian mà đôi khi chúng ta ít nhận thấy. Nguyên nhân đầu tiên và quan trọng nhất là sự thay đổi theo tuổi tác. Khi bước vào tuổi già, các cơ quan trong cơ thể như tim mạch, xương khớp, hệ tiêu hóa hay thận đều suy giảm chức năng do đã hoạt động nhiều năm. Bên cạnh đó, nhiều người cao tuổi còn phải đối mặt với các bệnh lý mãn tính như tiểu đường, bệnh tim, suy thận, viêm khớp... Những bệnh này làm giảm khả năng hoạt động, giảm sự linh hoạt và góp phần làm tăng mức độ yếu ớt.

Dinh dưỡng kém cũng là yếu tố quan trọng. Khi tuổi tác tăng lên, khả năng hấp thu dinh dưỡng giảm dần, ngay cả khi người thân cố gắng bổ sung nhiều thực phẩm tốt. Việc thiếu protein, vitamin và khoáng chất khiến sức khỏe tổng thể suy giảm, cơ bắp teo dần và nguy cơ suy yếu tăng cao. Thêm vào đó, lối sống ít vận động — rất phổ biến ở người cao tuổi — làm giảm khối lượng cơ và sức mạnh cơ, dẫn đến giảm khả năng tự chăm sóc và tăng nguy cơ té ngã.

Yếu tố tâm lý cũng đóng vai trò không nhỏ. Nhiều người già sống trong tình trạng cô đơn, lo âu hoặc trầm cảm vì cảm giác bị bỏ quên, thiếu kết nối với con cháu. Họ thường ngại chia sẻ vì sợ làm phiền con cái, nhưng sự cô đơn kéo dài có thể ảnh hưởng trực tiếp đến sức khỏe và làm tăng tốc độ suy yếu.

Và cũng chính vì vậy, món quà quý giá nhất mà con cháu có thể dành cho cha mẹ khi tuổi đã xế chiều không phải là vật chất đắt tiền, mà là sự quan tâm chân thành mỗi ngày. Một cuộc điện thoại hỏi thăm, một cái ôm, hay đơn giản là một cái nắm tay dịu dàng có giá trị hơn nhiều so với những món cao lương mỹ vị. Khi cha mẹ chúng ta lớn tuổi, họ không cần nhiều điều lớn lao, họ chỉ cần cảm giác được yêu thương, được lắng nghe và được đồng hành.

3.2. TRIỆU CHỨNG YẾU ỚT

Một trong những dấu hiệu sớm nhất của cha mẹ ông bà chúng ta là sự suy giảm sức mạnh cơ bắp. Cha mẹ chúng ta không còn mạnh mẽ như trước, không thể bưng bê hay nâng vác như thời còn trẻ. Người cha hồi xưa từng có thể bế chúng ta trên tay ngày thơ bé, ngày nay đôi khi đứng dậy khỏi ghế cũng trở nên khó khăn. Điều này dẫn đến các trở ngại trong sinh hoạt hằng ngày như đi bộ lâu, mang đồ vật nhẹ, hoặc ngồi xuống - đứng lên một cách độc lập. Song song đó, tình trạng mệt mỏi kéo dài và mất ngủ thường xuyên cũng là triệu chứng phổ biến ở người cao tuổi. Khi các mô cơ giảm và lượng mỡ tăng lên, cơ thể mất khả năng giữ nước tốt như trước, khiến quý ông bà cha mẹ dễ bị mất nước và uể oải hơn. Việc ngủ không sâu hoặc ngủ ít giờ khiến cơ thể không có đủ thời gian phục hồi, làm tăng thêm cảm giác yếu sức mỗi ngày.

Giảm cân không chủ ý cũng là một dấu hiệu đáng lo ngại. Nếu người thân lớn tuổi của quý vị mất hơn 5% trọng lượng cơ thể trong vòng 6-12 tháng (khoảng 7-15 lbs) mà không hề cố ý, đó có thể là biểu hiện của những bệnh lý nghiêm trọng như ung thư, rối loạn tiêu hóa, trầm cảm hoặc suy dinh dưỡng.

Ngoài ra, tốc độ đi bộ và khả năng di chuyển chậm lại là một chỉ số quan trọng thường được các bác sĩ sử dụng để đánh giá mức độ yếu ớt, vì khả năng đi lại phản ánh sức cơ, thăng bằng và nguy cơ té ngã. Cuối cùng, giảm hoạt động thể chất — ít vận động, không tham gia thể thao hay các sinh hoạt thường ngày — sẽ làm cơ thể ngày càng yếu hơn, tạo nên một vòng xoắn bệnh lý khó hồi phục.

3.3. CHẨN ĐOÁN YẾU ỚT VÀ SUY DINH DƯỠNG

Khi thăm khám cho người cao tuổi, bác sĩ thường cần gặp cả bệnh nhân và con cháu trong nhà để hiểu rõ hơn về tình trạng sức khỏe thực tế. Sự quan sát và thông tin từ gia đình giúp bác sĩ chúng tôi đánh giá chính xác hơn, vì nhiều người cao tuổi thường quên triệu chứng hoặc không diễn đạt hết những khó khăn mình đang gặp phải trong sinh hoạt hằng ngày. Thăm khám bác sĩ thường xuyên cũng giúp theo dõi các thay đổi từ tình trạng vận động ở nhà.

Một trong những công cụ quan trọng mà bác sĩ sử dụng là Tiêu chuẩn Fried Frailty Phenotype, gồm 5 tiêu chí: sụt cân không chủ ý, mệt mỏi kéo dài, sức mạnh cơ giảm, tốc độ đi bộ chậm, và mức độ hoạt động thể chất giảm. Nếu người cao tuổi có từ 3 tiêu chí trở lên, họ được xem là đang ở tình trạng "yếu ớt" (frailty), có nguy cơ cao té ngã, nhập viện hoặc suy giảm sức khỏe nhanh chóng.

Ngoài ra, bác sĩ còn có thể thực hiện Đánh giá sức khỏe toàn diện - Comprehensive Geriatric Assessment (CGA). Đây là phương pháp đánh giá bao quát nhiều khía cạnh gồm thể chất, tâm lý, xã hội, dinh dưỡng, khả năng tự chăm sóc và chức năng nhận thức. CGA giúp xây dựng một kế hoạch chăm sóc toàn diện, cá nhân hóa cho từng bệnh nhân lớn tuổi, bảo đảm rằng cả sức khỏe thể chất lẫn tinh thần đều được theo dõi và hỗ trợ đúng cách.

3.4. NGĂN NGỪA RỦI RO VÀ BIẾN CHỨNG CỦA YẾU ỚT

Mục tiêu quan trọng nhất khi bước vào tuổi già không chỉ là kéo dài tuổi thọ mà còn là giảm bệnh mãn tính, duy trì vận động và giữ chất lượng sống tốt nhất có thể. Để đạt được điều này, người cao tuổi cần duy trì một lối sống khỏe mạnh và được theo dõi thường xuyên. Trước hết, chế độ dinh dưỡng phải hợp lý, cung cấp đủ protein, vitamin và khoáng chất để ngăn ngừa suy dinh dưỡng và giảm mất cơ.

Những thực phẩm nên ưu tiên gồm thịt nạc, cá, trứng, các loại đậu, rau xanh, trái cây tươi và ngũ cốc nguyên hạt. Bên cạnh dinh dưỡng đầy đủ, hoạt động thể chất đều đặn đóng vai trò cực kỳ quan trọng. Những bài tập đơn giản như đi bộ, yoga, thể dục nhịp điệu nhẹ nhàng hoặc các bài tăng cường sức mạnh cơ có thể giúp quý vị cải thiện thăng bằng, giảm nguy cơ té ngã và giữ cơ thể linh hoạt.

Việc kiểm soát tốt các bệnh lý mãn tính cũng là yếu tố then chốt. Những bệnh như tiểu đường, tăng huyết áp hay bệnh tim mạch cần được theo dõi và điều trị đúng cách, kết hợp thay đổi lối sống để ngăn ngừa biến chứng. Song song đó, sức khỏe tinh thần luôn cần được quan tâm. Người cao tuổi rất dễ rơi vào tình trạng cô đơn, lo âu hoặc trầm cảm, nên sự hỗ trợ tâm lý từ gia đình và cộng đồng sẽ giúp họ duy trì tinh thần lạc quan và giảm căng thẳng. Cuối cùng, các lần khám sức khỏe định kỳ là bước không thể thiếu, giúp phát hiện sớm những yếu tố nguy cơ và xử lý kịp thời trước khi bệnh tiến triển nặng.

3.5. SUY DINH DƯỠNG Ở NGƯỜI CAO TUỔI

Suy dinh dưỡng ở người cao tuổi là một vấn đề sức khỏe nghiêm trọng, ảnh hưởng trực tiếp đến chất lượng sống, khả năng vận động và tốc độ phục hồi mỗi khi mắc bệnh. Thống kê cho thấy khoảng 1 đến 2 trong 10 người cao tuổi có thể bị suy dinh dưỡng. Và tình trạng suy dinh dưỡng còn cao hơn, lên đến 65% nếu quý vị phải nhập viện lâu ngày.

Suy dinh dưỡng xảy ra khi cơ thể không nhận đủ các dưỡng chất cần thiết để duy trì sức khỏe, chức năng cơ thể và khối cơ bắp. Ở tuổi già, ông bà, cha mẹ chúng ta rất dễ rơi vào tình trạng suy dinh dưỡng do sự kết hợp của nhiều yếu tố sinh lý, tâm lý và xã hội.

Về mặt sinh lý, người cao tuổi thường giảm cảm giác thèm ăn do thay đổi nội tiết tố và giảm chức năng tiêu hóa. Khả năng nếm và ngửi kém hơn khiến thức ăn trở nên không còn hấp dẫn như trước. Các vấn đề về răng miệng, nhai nuốt khó, hoặc răng yếu cũng làm giảm sự ngon miệng, khiến họ ăn ít hơn. Bên cạnh đó, chức năng đường ruột suy giảm, kèm theo các bệnh lý tiêu hóa mạn tính hoặc tác dụng phụ của thuốc, khiến cơ thể hấp thụ dinh dưỡng kém hơn, dù khẩu phần ăn có thể không thay đổi nhiều.

Bệnh lý và việc điều trị lâu dài cũng góp phần lớn vào tình trạng suy dinh dưỡng. Các bệnh mạn tính như tiểu đường, bệnh tim, bệnh phổi tắc nghẽn mạn tính và bệnh thận đều ảnh hưởng đến chuyển hóa, cảm giác thèm ăn và nhu cầu dinh dưỡng. Phần lớn người cao tuổi phải dùng ít nhất hai loại thuốc mỗi ngày, và các thuốc này có thể gây tác dụng phụ như buồn nôn, khô miệng, đầy bụng hoặc mất vị giác, khiến họ ăn ít hơn và hấp thu kém hơn.

Yếu tố tâm lý và xã hội cũng rất quan trọng. Trầm cảm, lo âu, hoặc căng thẳng tinh thần có thể khiến người cao tuổi mất cảm giác thèm ăn. Cảm giác cô đơn hoặc bị cô lập — nhất là khi con cháu ở xa hoặc quá bận rộn — làm họ mất động lực tự chăm sóc bản thân, kể cả trong việc chuẩn bị và ăn uống. Nhiều người cao tuổi còn bị hạn chế vận động, dẫn đến khó khăn trong việc đi chợ, nấu ăn hoặc duy trì bữa ăn hằng ngày.

Cuối cùng, chăm sóc tâm lý và sự quan tâm của con cháu đôi khi còn quan trọng hơn cả thuốc men. Một bữa ăn ngon sẽ trở nên ý nghĩa hơn nhiều nếu có sự đồng hành, trò chuyện và yêu thương từ gia đình. Ở tuổi già, điều các cụ cần không chỉ là dinh dưỡng, mà còn là sự ấm áp và kết nối để duy trì sức khỏe toàn diện.

Làm gì khi nghi ngờ cha mẹ suy dinh dưỡng?

Khi thấy cha mẹ hoặc ông bà giảm cân, biếng ăn, buồn bã, hay có dấu hiệu trầm cảm, quý vị nên đưa họ đến gặp bác sĩ ngay lập tức. Nhiều bệnh lý gây suy dinh dưỡng có thể được điều trị hoàn toàn nếu phát hiện sớm, chẳng hạn như suy giáp, thiếu vitamin D, thiếu máu hoặc các rối loạn chuyển hóa. Trong buổi khám, bác sĩ sẽ hỏi kỹ về các triệu chứng liên quan đến suy dinh dưỡng và đánh giá khả năng ăn uống, vận động và tinh thần của bệnh nhân. Khám lâm sàng thường bao gồm đo cân nặng, chỉ số BMI, đánh giá khối cơ, sức mạnh cơ và quan sát tổng thể sức khỏe để xác định mức độ suy yếu. Quý vị không nên tự ý mua thực phẩm chức năng bổ sung để chữa trị sụt cân hay biếng ăn.

Bác sĩ cũng có thể chỉ định xét nghiệm máu để đo albumin, hemoglobin, vitamin và các khoáng chất quan trọng khác nhằm xác định tình trạng dinh dưỡng của cơ thể. Ngoài ra, các xét nghiệm máu chuyên sâu và chụp X-quang ngực hoặc cột sống có thể cần thiết để phát hiện các thay đổi về xương, bệnh lý phổi hoặc các yếu tố nguy cơ khác. Để đánh giá toàn diện, bác sĩ có thể sử dụng các công cụ chuyên biệt như MNA (Mini Nutritional Assessment) nhằm chẩn đoán sớm suy dinh dưỡng và phân loại mức độ nặng.

Việc phòng ngừa và điều trị suy dinh dưỡng đòi hỏi một kế hoạch ăn uống phù hợp và mang tính cá nhân hóa. Người cao tuổi cần chế độ dinh dưỡng đa dạng, bao gồm đầy đủ các nhóm chất: đạm, tinh bột, chất béo tốt, vitamin và khoáng chất. Do khả năng hấp thu giảm theo tuổi, họ nên chia nhỏ bữa ăn thành nhiều bữa nhỏ để dễ tiêu hóa và hấp thu hơn. Bên cạnh đó, bác sĩ có thể chỉ định các loại thực phẩm bổ sung dinh dưỡng, hoặc thêm các thức ăn giàu năng lượng như sữa, yogurt, trứng, phô mai, các loại hạt vào khẩu phần hằng ngày.

Yếu tố tâm lý và xã hội đóng vai trò quan trọng không kém. Người cao tuổi thường ăn uống tốt hơn khi có sự đồng hành và động viên từ gia đình. Các buổi tư vấn tâm lý hoặc dinh dưỡng giúp họ vượt qua cảm giác chán ăn do trầm cảm, lo âu hoặc cô đơn. Khuyến khích cha mẹ, ông bà tham gia các hoạt động xã hội, giao tiếp với bạn bè, hoặc đơn giản là quây quần cùng con cháu trong bữa ăn cũng giúp cải thiện đáng kể sức khỏe tinh thần và chất lượng sống.

Việc điều chỉnh lối sống cũng rất cần thiết. Hoạt động thể chất nhẹ nhàng mỗi ngày — như đi bộ, tập thở, yoga nhẹ — giúp duy trì khối cơ, cải thiện tiêu hóa và tăng cảm giác thèm ăn. Đồng thời, kiểm soát tốt các bệnh lý mạn tính như tiểu đường, tăng huyết áp, bệnh tim hoặc bệnh thận sẽ giảm tác động tiêu cực lên dinh dưỡng.

Cuối cùng, theo dõi sức khỏe định kỳ là yếu tố then chốt. Người cao tuổi nên được kiểm tra dinh dưỡng thường xuyên, theo dõi cân nặng cha mẹ mỗi 1-2 tuần để phát hiện sớm bất kỳ thay đổi bất thường nào. Việc giám sát chặt chẽ giúp can thiệp kịp thời, ngăn ngừa các biến chứng nghiêm trọng và đảm bảo rằng cha mẹ ông bà chúng ta luôn được chăm sóc một cách tốt nhất.

3.6. CHẾ ĐỘ DINH DƯỠNG CHO NGƯỜI CAO TUỔI

Người cao tuổi có những nhu cầu dinh dưỡng đặc biệt do quá trình lão hóa, giảm hoạt động thể chất và những thay đổi sinh lý diễn ra trong cơ thể. Khi tuổi tác tăng lên, nhu cầu calorie nhìn chung giảm vì mức vận động thấp hơn, nhưng cơ thể vẫn cần đủ năng lượng để duy trì sức khỏe, chống lại bệnh tật và hỗ trợ các chức năng mỗi ngày. Dựa trên cân nặng và mức độ vận động, quý vị có thể ước tính nhu cầu calo hằng ngày để xây dựng kế hoạch ăn uống phù hợp.

Trong khi lượng calo có thể giảm thì nhu cầu protein lại tăng lên. Người cao tuổi cần khoảng 1-1.2 g protein/kg cân nặng mỗi ngày để duy trì khối cơ bắp và ngăn ngừa suy giảm sức mạnh. Nhiều nghiên cứu, bao gồm nghiên cứu công bố trên *The American Journal of Clinical Nutrition*, cho thấy chế độ ăn giàu protein giúp người cao tuổi duy trì khối cơ tốt hơn và giảm nguy cơ yếu cơ (sarcopenia).

Về chất béo, người cao tuổi nên ưu tiên chất béo không bão hòa lành mạnh từ dầu olive, quả bơ và các loại hạt, đồng thời hạn chế chất béo bão hòa và chất béo chuyển hóa vốn làm tăng nguy cơ bệnh tim mạch. Chất xơ cũng rất cần thiết để hỗ trợ tiêu hóa, ngăn táo bón và cải thiện sức khỏe đường ruột. Rau xanh, trái cây, đậu và ngũ cốc nguyên hạt là nguồn chất xơ tự nhiên rất tốt. Một nghiên cứu từ *The Journal of Nutrition* cho thấy chế độ ăn giàu chất xơ không chỉ giúp tiêu hóa tốt mà còn giảm nguy cơ tiểu đường và bệnh tim.

Bên cạnh đó, người cao tuổi cần chú ý bổ sung vitamin và khoáng chất, đặc biệt là vitamin D và canxi để bảo vệ hệ xương. Nhu cầu hằng ngày ở người cao tuổi là khoảng 1200 mg canxi và 800-1000 IU vitamin D. Nghiên cứu trên *The New England Journal of Medicine* cho thấy bổ sung đầy đủ hai chất này giúp giảm đáng kể nguy cơ loãng xương và gãy xương. Vitamin B12 cũng là dưỡng chất dễ thiếu vì khả năng hấp thu giảm theo tuổi, do đó nhiều người cao tuổi cần được bổ sung qua thực phẩm tăng cường hoặc viên uống. Các chất chống oxy hóa như vitamin A, C, E, selen và kẽm giúp bảo vệ tế bào khỏi tổn thương và hỗ trợ hệ miễn dịch.

Một yếu tố quan trọng khác là nước. Cảm giác khát giảm theo tuổi khiến người cao tuổi rất dễ mất nước mà không nhận ra, trong khi cơ thể lại giảm khả năng giữ nước. Vì vậy, quý vị nên uống nhiều lần trong ngày, ngay cả khi không cảm thấy khát, để duy trì tuần hoàn, hỗ trợ tiêu hóa và giữ cơ thể hoạt động ổn định.

3.7. TÀI LIỆU THAM KHẢO

1. Tài liệu của Tổ chức Y tế Thế giới (WHO)

- Title: "Nutrition for Older Persons"
- Link: WHO - Nutrition for Older Persons

2. Tài liệu của Viện Dinh Dưỡng Quốc gia Việt Nam

- Title: "Hướng dẫn dinh dưỡng cho người cao tuổi"
- Link: Viện Dinh Dưỡng Quốc gia

3. Tài liệu của Học viện Dinh dưỡng và Dinh dưỡng học (Academy of Nutrition and Dietetics)

- Title: "Nutrition Tips for Seniors"
- Link: Academy of Nutrition and Dietetics

4. Tài liệu của Hiệp hội Tim mạch Mỹ (American Heart Association)

- Title: "Healthy Eating for Older Adults"
- Link: American Heart Association

- Nội dung: Tập trung vào các khuyến nghị dinh dưỡng để duy trì sức khỏe tim mạch cho người cao tuổi, bao gồm các loại thực phẩm tốt cho tim và các lời khuyên về lối sống lành mạnh.

5. Tài liệu của Trung tâm Kiểm soát và Phòng ngừa Dịch bệnh Mỹ (CDC)

- Title: "Healthy Eating for Older Adults"
- Link: CDC - Healthy Eating for Older Adults
- Nội dung: Cung cấp các hướng dẫn dinh dưỡng dành cho người cao tuổi, bao gồm các yếu tố cần cân nhắc khi lập kế hoạch bữa ăn, các mẹo để duy trì một chế độ dinh dưỡng cân bằng và các thông tin về cách đảm bảo an toàn thực phẩm.

6. Tài liệu của Viện Dinh dưỡng Mỹ (National Institute on Aging)

- Title: "Healthy Eating After 50"
- Link: National Institute on Aging
- Nội dung: Cung cấp các hướng dẫn và lời khuyên chi tiết về dinh dưỡng cho người trên 50 tuổi, bao gồm các nhóm thực phẩm nên ăn, cách lên kế hoạch bữa ăn và các lời khuyên để duy trì một lối sống lành mạnh.

Academy of Nutrition and Dietetics. Nutrition Tips for Seniors. Academy of Nutrition and Dietetics, https://www.eatright.org/.

American Heart Association. Healthy Eating for Older Adults. American Heart Association, https://www.heart.org/.

Centers for Disease Control and Prevention. Healthy

Eating for Older Adults. Centers for Disease Control and Prevention, https://www.cdc.gov/.

National Institute on Aging. Healthy Eating After 50. National Institute on Aging, https://www.nia.nih.gov/.

Viện Dinh Dưỡng Quốc gia. Hướng Dẫn Dinh Dưỡng Cho Người Cao Tuổi. Viện Dinh Dưỡng Quốc gia, https://viendinhduong.vn/.

World Health Organization. Nutrition for Older Persons. World Health Organization, https://www.who.int/nutrition/topics/ageing/en/.

PHẦN 2

CHẾ ĐỘ DINH DƯỠNG TÙY THEO BỆNH

"Mỗi bệnh mạn tính có thể cần một chế độ dinh dưỡng khác nhau."

Chương 4: Bệnh tiểu đường

Bệnh tiểu đường (đái tháo đường) là một nhóm bệnh rối loạn chuyển hóa, trong đó tình trạng đường huyết (glucose máu) cao hơn mức bình thường do sự thiếu hụt hoặc giảm hiệu quả của insulin. Đây là hormone được sản xuất bởi tuyến tụy, có vai trò giúp tế bào hấp thụ glucose từ máu (đưa glucose từ bên mạch máu vào bên trong tế bào) để tạo năng lượng.

Dinh dưỡng cho người bệnh tiểu đường phức tạp, đòi hỏi bệnh nhân và gia đình hiểu rõ về tình trạng bệnh tiểu đường, thuốc chữa tiểu đường, insulin, loại bệnh tiểu đường kèm các bệnh nền khác để có thể có chế độ dinh dưỡng hợp lý.

4.1. PHÂN LOẠI BỆNH TIỂU ĐƯỜNG

Tiểu đường tuýp 1 (Type 1 Diabetes): Trong loại tiểu đường này, hệ thống miễn dịch của cơ thể nhầm lẫn và tấn công chính các tế bào beta của tuyến tụy, là nơi sản xuất insulin. Khi các tế bào này bị phá hủy, cơ thể không còn khả năng tạo ra insulin để kiểm soát đường huyết. Nguyên nhân có thể liên quan đến yếu tố di truyền kết hợp với các tác nhân môi trường như nhiễm virus. Bệnh thường xuất hiện ở trẻ em và thanh thiếu niên, và người bệnh cần dùng insulin suốt đời để duy trì đường huyết ổn định.

Tiểu đường tuýp 2 (Type 2 Diabetes): Đây là dạng tiểu đường phổ biến nhất. Trong giai đoạn đầu, cơ thể quý vị có thể vẫn còn tạo ra insulin nhưng không sử dụng được hiệu quả, gọi là kháng insulin. Theo thời gian, tuyến tụy không sản xuất đủ insulin để đáp ứng nhu cầu. Nguyên nhân chính của tiểu đường loại 2 bao gồm thừa cân, béo phì, ít vận động, chế độ ăn uống không hợp lý, và ảnh hưởng di truyền. Bệnh này thường gặp ở người trưởng thành, đặc biệt là những người có vòng bụng lớn hoặc lối sống ít vận động. Nếu không kiểm soát tốt, bệnh có thể dẫn đến biến chứng tim mạch, thận, mắt và thần kinh.

Tiểu đường thai kỳ: Đây là tình trạng tăng đường huyết xuất hiện trong thời gian mang thai, khi hormone thai kỳ làm giảm độ nhạy insulin của cơ thể. Thai phụ có tiền sử gia đình bị tiểu đường, thừa cân trước khi mang thai hoặc tăng cân quá mức trong thai kỳ sẽ có nguy cơ cao hơn. Tiểu đường thai kỳ thường biến mất sau khi sinh, nhưng những phụ nữ từng mắc bệnh này có nguy cơ cao phát triển tiểu đường tuýp 2 trong tương lai nếu không kiểm soát cân nặng, dinh dưỡng và huyết áp tốt.

4.2. TRIỆU CHỨNG BỆNH TIỂU ĐƯỜNG

Khi mới mắc bệnh tiểu đường, phần lớn bệnh nhân hầu như không có triệu chứng rõ ràng. Nhiều người chỉ cảm thấy mệt mỏi nhẹ, dễ nhầm lẫn với công việc căng thẳng hoặc thiếu ngủ. Tuy nhiên, khi bệnh âm thầm tiến triển và đường huyết tăng cao hơn, các triệu chứng bắt đầu xuất hiện rõ rệt hơn. Người bệnh thường khát nước nhiều, uống nước liên tục nhưng vẫn cảm thấy khô miệng. Đi tiểu cũng trở nên nhiều lần hơn, nhất là vào ban đêm. Một số bệnh nhân bắt đầu sụt cân không rõ nguyên nhân, dù ăn uống vẫn bình thường hoặc thậm chí ăn nhiều hơn.

Cảm giác mệt mỏi tăng lên theo thời gian, đi kèm với suy nhược cơ thể, khiến bệnh nhân khó duy trì các hoạt động hằng ngày. Đường huyết cao kéo dài cũng làm ảnh hưởng đến thị lực, khiến bệnh nhân mờ mắt hoặc nhìn không rõ vào buổi chiều. Các vết thương trầy xước trên da, dù nhỏ lại khó lành hơn, do đường huyết cao gây tổn thương mạch máu và dây thần kinh, làm giảm khả năng hồi phục. Ngoài ra, bệnh nhân rất dễ bị nhiễm trùng tái đi tái lại, đặc biệt là nhiễm trùng da, nấm hoặc nhiễm trùng tiểu.

Quý vị cần nhận biết sớm những triệu chứng này và kiểm tra đường huyết kịp thời giúp bác sĩ chẩn đoán sớm và điều trị hiệu quả, tránh biến chứng nguy hiểm về sau.

4.3. CHẨN ĐOÁN BỆNH TIỂU ĐƯỜNG

Để chẩn đoán tiểu đường, bác sĩ sẽ dựa vào các xét nghiệm đường huyết và chỉ số HbA1c. Xét nghiệm đường huyết lúc đói (Fasting Blood Glucose) là bước quan trọng đầu tiên. Nếu đường huyết lúc đói của quý vị từ 126 mg/dL (7.0 mmol/L) trở lên, quý vị được xem là mắc bệnh tiểu đường. Một xét nghiệm khác thường dùng là đường huyết sau ăn, trong đó bệnh nhân uống 75g dung dịch glucose và đo đường huyết sau 2 giờ. Nếu kết quả từ 200 mg/dL (11.1 mmol/L) trở lên, chẩn đoán là tiểu đường.

Bác sĩ cũng sử dụng xét nghiệm HbA1c để đánh giá mức đường huyết trung bình trong 3 tháng gần nhất. Khi HbA1c ≥ 6.5%, bệnh nhân được chẩn đoán mắc tiểu đường. Đây cũng là chỉ số quan trọng để theo dõi quá trình điều trị: hầu hết bệnh nhân được xem là kiểm soát tốt khi chỉ số HbA1c giữ dưới 7.5%, tùy theo tuổi và bệnh nền. Người bệnh nên kiểm tra HbA1c mỗi 3 tháng để theo dõi hiệu quả của chế độ ăn, vận động và thuốc điều trị.

Trong thực hành lâm sàng, HbA1c được xem là đáng tin cậy hơn so với đường huyết ngẫu nhiên hoặc đường huyết lúc đói, vì nó phản ánh mức đường huyết xuyên suốt thời gian dài, không bị ảnh hưởng bởi bữa ăn gần nhất hay thời điểm lấy máu.

4.4. CHỮA TRỊ KẾT HỢP THUỐC VÀ DINH DƯỠNG

Chữa trị tiểu đường đòi hỏi quý vị có sự thay đổi lối sống kết hợp với thuốc men và theo dõi đường huyết đều đặn.

Trước hết, chế độ dinh dưỡng là yếu tố quan trọng nhất. Người bệnh nên ăn nhiều rau xanh, trái cây ít đường, và ngũ cốc nguyên hạt. Tuy nhiên, cần chú ý rằng một số loại trái cây có chỉ số đường huyết (GI) và tải lượng đường huyết (GL) cao như dưa hấu hoặc xoài có thể làm đường tăng nhanh nếu ăn thường xuyên hoặc ăn với lượng lớn. Hãy hạn chế tối đa thực phẩm chứa đường tinh luyện, nước ngọt, bánh kẹo và các loại carbohydrate tinh chế như bánh mì trắng hay cơm trắng. Việc đọc kỹ bảng thành phần dinh dưỡng trên thực phẩm giúp bệnh nhân biết được lượng đường và carbohydrate mình đang tiêu thụ mỗi ngày. Kiểm soát tổng lượng calorie cũng giúp duy trì cân nặng hợp lý — một yếu tố then chốt trong kiểm soát bệnh tiểu đường tuýp 2.

Bên cạnh dinh dưỡng, hoạt động thể chất giữ vai trò vô cùng quan trọng cho quý vị bị tiểu đường. Người bệnh nên tập luyện đều đặn ít nhất 2-3 giờ mỗi tuần, quý vị có thể chọn các hoạt động đơn giản như đi bộ, bơi lội, đạp xe hoặc tập thể dục nhịp điệu nhẹ. Kết hợp thêm yoga, thiền hoặc các bài tập thư giãn tinh thần sẽ giúp giảm stress — một yếu tố làm đường huyết tăng cao. Điều trị bằng vận động cần sự kiên nhẫn, nhưng nếu duy trì đều đặn, hiệu quả cải thiện đường huyết sẽ rất rõ rệt.

Khi dùng thuốc, bệnh nhân tiểu đường tuýp 1 thường phải sử dụng insulin mỗi ngày. Tùy tình trạng nhẹ hay nặng, bác sĩ sẽ lựa chọn loại insulin tác dụng nhanh, trung bình hoặc kéo dài phù hợp. Người bệnh cần được theo dõi bởi bác sĩ chuyên khoa để điều chỉnh liều chính xác. Với tiểu đường tuýp 2, bệnh nhân có thể dùng các thuốc uống như metformin, sulfonylurea hoặc kết hợp insulin nếu cần.

Một số thuốc, đặc biệt là metformin, có thể gây tiêu chảy hoặc khó chịu bao tử. Nếu gặp tình trạng này, bệnh nhân có thể trao đổi với bác sĩ để chuyển sang Metformin hiệu quả chậm (Metformin ER), giúp giảm các tác dụng phụ trên đường tiêu hóa.

Theo dõi đường huyết là phần không thể thiếu. Người bệnh mới được chẩn đoán hoặc đường huyết chưa ổn định nên kiểm tra mỗi ngày để điều chỉnh liều thuốc hoặc insulin. Khi bệnh đã ổn định, kiểm tra 2-3 lần mỗi tuần là đủ. Chỉ số HbA1c cần được kiểm tra mỗi 3 tháng để đánh giá đường huyết trung bình và xem liệu bệnh có đang được kiểm soát tốt hay không. Dựa trên kết quả theo dõi, bệnh nhân sẽ điều chỉnh chế độ ăn, mức vận động và thuốc theo hướng dẫn của bác sĩ.

Cuối cùng, chữa trị tiểu đường hiệu quả còn phụ thuộc vào việc kiểm soát các yếu tố nguy cơ khác. Bệnh nhân cần giữ huyết áp và cholesterol trong giới hạn bình thường, và ngừng hút thuốc lá để giảm nguy cơ biến chứng tim mạch, đột quỵ và bệnh thận.

4.5. THUỐC INSULIN

Bệnh tiểu đường tuýp 1 và một số bệnh nhân tuýp 2 có thể cần phải dùng insulin khi thuốc uống không còn hiệu quả. Hiểu rõ về các loại insulin và cách phối hợp với chế độ dinh dưỡng sẽ giúp bệnh nhân kiểm soát đường huyết tốt hơn và phòng ngừa biến chứng lâu dài.

Có nhiều loại insulin khác nhau, mỗi loại có thời gian tác dụng khác nhau. Insulin tác dụng nhanh như Lispro (Humalog), Aspart (NovoLog) hoặc Glulisine (Apidra) bắt đầu hoạt động trong khoảng 15 phút, đạt đỉnh sau 1-2 giờ và kéo dài 2-4 giờ. Loại này thường được tiêm ngay trước hoặc ngay sau bữa ăn để kiểm soát đường huyết tăng đột ngột sau ăn. Insulin tác dụng ngắn như Regular insulin (Humulin R, Novolin R) có tác dụng sau 30 phút và được tiêm khoảng nửa giờ trước bữa ăn để cơ thể có đủ insulin xử lý lượng carbohydrate.

Insulin tác dụng trung bình, như NPH insulin (Humulin N, Novolin N), bắt đầu phát huy tác dụng sau vài giờ và kéo dài đến 12-18 giờ. Loại này thường tiêm một hoặc hai lần mỗi ngày để duy trì đường huyết ổn định. Với những bệnh nhân cần kiểm soát đường huyết suốt 24 giờ, bác sĩ sẽ dùng insulin tác dụng lâu dài như Glargine (Lantus, Basaglar) hoặc Detemir (Levemir), hoạt động liên tục mà không có đỉnh rõ rệt, thuận tiện cho việc tiêm một lần mỗi ngày. Một số bệnh nhân có thể được chỉ định insulin tác dụng rất dài như Degludec (Tresiba), có thời gian tác dụng lên đến 42 giờ và cho phép linh hoạt hơn về thời điểm tiêm mỗi ngày.

Insulin thường được tiêm dưới da bằng bút tiêm, ống tiêm hoặc bơm insulin. Các vị trí tiêm phổ biến bao gồm bụng, đùi, mông và cánh tay trên. Việc luân phiên vị trí tiêm giúp tránh tình trạng chai cứng mô mỡ dưới da, vốn có thể làm giảm hiệu quả hấp thu insulin. Liều insulin của mỗi bệnh nhân được cá nhân hóa dựa trên mức đường huyết, lượng carbohydrate trong bữa ăn và mức độ vận động hằng ngày.

Khi sử dụng insulin, bệnh nhân cần theo dõi đường huyết thường xuyên để điều chỉnh liều cho phù hợp. Một chế độ dinh dưỡng điều độ, hạn chế carbohydrate tinh chế và chia nhỏ bữa ăn giúp tránh những đợt tăng - giảm đường huyết bất thường. Bên cạnh đó, duy trì hoạt động thể chất đều đặn sẽ làm tăng độ nhạy insulin và hỗ trợ kiểm soát đường huyết tốt hơn.

Hiểu rõ cơ chế hoạt động của từng loại insulin và phối hợp đúng cách với ăn uống, thuốc men và vận động sẽ giúp bệnh nhân sống khỏe mạnh và phòng ngừa các biến chứng của bệnh tiểu đường về lâu dài.

4.6. DINH DƯỠNG CHO BỆNH TIỂU ĐƯỜNG

Chế độ dinh dưỡng là nền tảng quan trọng nhất trong việc quản lý bệnh tiểu đường. Một chế độ ăn đúng cách không chỉ giúp kiểm soát đường huyết mà còn giảm nguy cơ biến chứng tim mạch, thận và thần kinh. Người bệnh cần lưu ý một số nguyên tắc sau đây để kiểm soát tốt bệnh và duy trì sức khỏe lâu dài.

Trước hết, việc lựa chọn carbohydrate phù hợp cho quý vị là yếu tố then chốt. Người bệnh nên ưu tiên các loại carbohydrate phức hợp từ ngũ cốc nguyên hạt, rau củ và trái cây giàu chất xơ.

Những thực phẩm này tiêu hóa chậm, giúp đường huyết tăng từ từ và ổn định hơn so với carbohydrate tinh chế như bánh mì trắng, cơm trắng, bún, phở hoặc đường tinh luyện. Việc giám sát lượng carbohydrate trong mỗi bữa ăn cũng rất quan trọng. Nhiều nghiên cứu, trong đó có hướng dẫn của *American Diabetes Association (ADA)*, đã chứng minh rằng đếm carb và kiểm soát lượng carbohydrate giúp bệnh nhân duy trì mức đường huyết ổn định hiệu quả hơn.

Về chất béo, người bệnh nên chọn chất béo không bão hòa từ dầu olive, dầu hạt cải, quả bơ, cá béo và các loại hạt. Đây là những nguồn chất béo lành mạnh có lợi cho tim mạch. Ngược lại, cần tránh chất béo bão hòa và chất béo chuyển hóa thường có trong thức ăn chiên, đồ ăn nhanh và bánh ngọt. Nghiên cứu đăng trên *The New England Journal of Medicine* cho thấy chế độ dinh dưỡng kiểu Địa Trung Hải — giàu chất béo không bão hòa — không chỉ giúp kiểm soát đường huyết tốt hơn mà còn giảm nguy cơ biến chứng tim mạch ở bệnh nhân tiểu đường tuýp 2.

Protein tốt cũng đóng vai trò quan trọng trong chế độ ăn cho người bệnh. Quý vị nên chọn thịt nạc, gà bỏ da, cá, đậu hũ, đậu và sữa ít béo. Nghiên cứu từ *The American Journal of Clinical Nutrition* cho thấy kết hợp protein chất lượng tốt với kiểm soát carbohydrate giúp cải thiện đường huyết và hỗ trợ giảm cân — đặc biệt hữu ích cho bệnh nhân tiểu đường tuýp 2 đang thừa cân.

Bệnh nhân tiểu đường cũng cần tăng cường chất xơ, có nhiều trong rau xanh, trái cây ít đường, các loại đậu và ngũ cốc nguyên hạt. Chất xơ giúp làm chậm hấp thu đường, cải thiện tiêu hóa và ngăn ngừa táo bón. Một nghiên cứu trên tạp chí *Diabetes Care* cho thấy chế độ ăn giàu chất xơ làm giảm đường huyết và giảm nguy cơ bệnh tim mạch ở bệnh nhân tiểu đường loại 2.

Người bệnh cũng cần tránh những thực phẩm có hại cho đường huyết. Các loại đường tinh luyện, nước ngọt, bánh kẹo, kem, và đồ ăn nhanh đều làm tăng đường huyết đột ngột. Bên cạnh đó, những thực phẩm có chỉ số glycemic cao như bánh mì trắng, khoai tây chiên, gạo trắng, bún, phở hoặc thức ăn chiên ngập dầu cũng cần được hạn chế tối đa để tránh các đợt tăng đường huyết sau ăn.

Một chế độ dinh dưỡng điều độ, kết hợp lựa chọn thực phẩm khôn ngoan và giám sát carbohydrate, sẽ giúp bệnh nhân sống khỏe mạnh với bệnh tiểu đường và giảm đáng kể nguy cơ biến chứng lâu dài.

4.7. TÀI LIỆU THAM KHẢO

Sách và hướng dẫn

1. "Diabetes Meal Planning Made Easy" của Hope S. Warshaw
    - Cuốn sách này cung cấp những hướng dẫn thực tế và dễ hiểu về cách lập kế hoạch bữa ăn cho người mắc bệnh tiểu đường, bao gồm các công thức nấu ăn và mẹo dinh dưỡng.
2. "The Diabetes Cookbook & Meal Plan for the Newly Diagnosed" của Lori Zanini
    - Đây là một cuốn sách hướng dẫn chi tiết về chế độ dinh dưỡng cho người mới được chẩn đoán mắc bệnh tiểu đường, với nhiều công thức món ăn lành mạnh và dễ thực hiện.
3. "The American Diabetes Association Diabetes Comfort Food Cookbook" của Robyn Webb
    - Cuốn sách này chứa các công thức nấu ăn giúp người mắc bệnh tiểu đường thưởng thức những món ăn yêu thích mà vẫn kiểm soát được đường huyết.

Tài liệu và Hướng dẫn từ Tổ chức Y tế

1. American Diabetes Association (ADA)
    - Website: diabetes.org
    - ADA cung cấp nhiều tài liệu và hướng dẫn chi tiết về chế độ dinh dưỡng, quản lý bệnh tiểu đường, các công thức nấu ăn, và mẹo sống khỏe mạnh cho người mắc bệnh tiểu đường.
2. Centers for Disease Control and Prevention (CDC)
    - Website: cdc.gov/diabetes
    - CDC cung cấp thông tin về cách quản lý bệnh tiểu đường, bao gồm các nguyên tắc dinh dưỡng, hoạt động thể chất và các chiến lược kiểm soát đường huyết.
3. World Health Organization (WHO)
    - Website: who.int/diabetes
    - WHO cung cấp các hướng dẫn toàn cầu về quản lý bệnh tiểu đường, bao gồm chế độ dinh dưỡng và các khuyến nghị về lối sống lành mạnh.

Bài viết và Nghiên cứu

1. "Medical Nutrition Therapy for Diabetes Mellitus" trên tạp chí Diabetes Care
    - Bài viết này cung cấp một cái nhìn tổng quan về liệu pháp dinh dưỡng y học cho bệnh tiểu đường, bao gồm các khuyến nghị dinh dưỡng cụ thể dựa trên nghiên cứu khoa học.
2. "Nutritional Recommendations for Individuals with Diabetes" trên tạp chí Clinical Diabetes

- Bài viết này cung cấp các khuyến nghị dinh dưỡng chi tiết cho người mắc bệnh tiểu đường, bao gồm các loại thực phẩm nên ăn và tránh, cũng như cách quản lý lượng carbohydrate.

Trang web và Blog

1. Diabetes Self-Management
   - Website: diabetesselfmanagement.com
   - Cung cấp nhiều bài viết, công thức nấu ăn và mẹo dinh dưỡng từ các chuyên gia về bệnh tiểu đường.
2. Diabetes Daily
   - Website: diabetesdaily.com
   - Trang web này cung cấp các tài liệu hướng dẫn về dinh dưỡng, công thức nấu ăn và cộng đồng hỗ trợ cho người mắc bệnh tiểu đường.

Hướng dẫn từ chuyên gia dinh dưỡng

- Hiệp hội Dinh dưỡng Việt Nam (VDS)
  - Cung cấp tài liệu và hướng dẫn về chế độ dinh dưỡng cho người mắc bệnh tiểu đường, phù hợp với thực phẩm và thói quen ăn uống tại Việt Nam.

Chương 5: Bệnh thận mạn tính

Bệnh thận mạn tính (Chronic Kidney Disease - CKD) là tình trạng suy giảm chức năng thận kéo dài, thường không hồi phục, ảnh hưởng đến khả năng lọc máu và loại bỏ chất thải của cơ thể. Bệnh thận mạn tính có thể tiến triển qua nhiều giai đoạn và nếu không được quản lý đúng cách, có thể dẫn đến suy thận giai đoạn cuối, đòi hỏi phải chạy thận hoặc ghép thận.

Dinh dưỡng cho người bệnh thận mạn tính phức tạp, chi tiết, và có thể làm nản lòng nhiều người do phải theo dõi kỹ lượng protein ra vào mỗi ngày. Hiểu về bệnh thận mạn tính sẽ giúp quý vị kiểm soát dinh dưỡng tốt hơn.

5.1. NGUYÊN NHÂN GÂY BỆNH THẬN MẠN TÍNH

Bệnh thận mạn tính là tình trạng thận bị tổn thương và suy giảm chức năng lọc máu trong thời gian dài. Có nhiều nguyên nhân dẫn đến bệnh thận mạn, nhưng phổ biến nhất là do tiểu đường (đái tháo đường) và cao huyết áp. Khi đường huyết tăng cao kéo dài, các mạch máu nhỏ trong thận bị tổn thương, làm giảm khả năng lọc chất thải và chất lỏng dư thừa, đây là nguyên nhân hàng đầu gây bệnh thận mạn tính. Tương tự, huyết áp cao đặt áp lực mạnh lên thành mạch máu trong thận, khiến chúng bị yếu đi và giảm chức năng theo thời gian.

Ngoài hai nguyên nhân chính này, nhiều bệnh lý thận khác cũng có thể dẫn đến suy thận mạn, bao gồm bệnh thận đa nang, viêm cầu thận, hoặc viêm thận, bể thận mạn tính. Một số trường hợp khác do thuốc gây hại cho thận như thuốc giảm đau không kê đơn (NSAIDs), hoặc do nhiễm trùng thận kéo dài, bệnh tự miễn (như lupus), tắc nghẽn đường tiểu vì sỏi thận hoặc phì đại tuyến tiền liệt. Dùng thực phẩm chức năng cũng có thể tăng rủi ro bệnh thận do có chứa chất bảo quản. Một số yếu tố di truyền hoặc bất thường bẩm sinh của hệ tiết niệu cũng có thể làm tăng nguy cơ suy thận mạn.

5.2. TRIỆU CHỨNG SUY THẬN

Bệnh thận mạn tính thường tiến triển âm thầm, nhất là ở giai đoạn đầu. Hầu hết bệnh nhân không có triệu chứng rõ rệt, và bệnh chỉ được phát hiện nhờ các xét nghiệm máu, xét nghiệm nước tiểu hoặc kiểm tra sức khỏe định kỳ. Một số quý vị có thể cảm thấy mệt mỏi thoáng qua, nhưng thường bỏ qua vì nghĩ do công việc hoặc ngủ không đủ giấc.

Thực tế, bệnh thận nếu được phát hiện sớm (ở giai đoạn 2 hoặc 3) có thể được kiểm soát rất tốt và ổn định lâu dài. Ngược lại, khi bệnh tiến đến giai đoạn 4 hoặc 5, chức năng thận giảm nhanh và nguy cơ biến chứng nặng tăng cao hơn.

Khi bệnh thận bước sang giai đoạn tiến triển, các triệu chứng xuất hiện rõ hơn. Người bệnh thường mệt mỏi kéo dài, cảm giác thiếu năng lượng do sự tích tụ chất thải trong máu. Một số bệnh nhân có thể khó thở vì dịch ứ đọng trong phổi, hoặc bị phù nề ở chân, mắt cá, do thận không đào thải được lượng nước dư thừa. Nước tiểu có thể chuyển màu bất thường, có bọt nhiều, dấu hiệu của mất protein qua nước tiểu. Một số bệnh nhân cảm thấy đau lưng dưới hoặc đau vùng thận, và đa số sẽ có huyết áp cao, vì chức năng điều hòa huyết áp của thận bị ảnh hưởng.

Ở giai đoạn cuối, thận suy gần như hoàn toàn và không còn khả năng lọc máu. Lúc này, bệnh nhân cần chạy thận nhân tạo hoặc ghép thận để duy trì sự sống. Việc chẩn đoán sớm và điều trị ngay từ giai đoạn đầu là chìa khóa quan trọng nhất giúp làm chậm tiến trình bệnh và bảo vệ thận càng lâu càng tốt.

5.3. CHẨN ĐOÁN BỆNH SUY THẬN MẠN TÍNH

Để chẩn đoán và theo dõi bệnh thận mạn tính, bác sĩ sẽ sử dụng nhiều xét nghiệm khác nhau nhằm đánh giá chức năng lọc máu của thận. Trước hết, bác sĩ xét nghiệm máu giúp đo nồng độ creatinin và urea, hai loại chất thải được thận đào thải hằng ngày. Khi hai chỉ số này tăng cao, điều đó cho thấy thận đang suy giảm chức năng. Từ mức creatinine, bác sĩ sẽ tính ra chỉ số eGFR (tốc độ lọc cầu thận ước tính), đây là tiêu chuẩn vàng để xác định giai đoạn bệnh thận mạn tính.

Bệnh thận mạn được chia thành 5 giai đoạn dựa trên eGFR.

- Giai đoạn 1 (eGFR ≥ 90 ml/ph/1.73m²): Chức năng thận còn bình thường nhưng có dấu hiệu tổn thương như protein niệu hoặc bất thường trên hình ảnh siêu âm. Thường chưa có triệu chứng.
- Giai đoạn 2 (eGFR 60-89): Thận suy giảm chức năng nhẹ. Bệnh nhân vẫn hầu như không có triệu chứng, thi thoảng chỉ mệt mỏi nhẹ.
- Giai đoạn 3 (eGFR 30-59): Chức năng thận suy giảm mức trung bình. Nhiều bệnh nhân được phát hiện ở giai đoạn này và vẫn có thể sống khỏe mạnh nếu điều trị sớm. Triệu chứng có thể gồm mệt mỏi, phù chân, huyết áp cao hoặc thay đổi lượng nước tiểu.
    - Giai đoạn 3a: eGFR 45-59
    - Giai đoạn 3b: eGFR 30-44
- Giai đoạn 4 (eGFR 15-29): Bệnh trở nên nặng hơn, các triệu chứng thường rõ rệt: mệt mỏi nhiều, phù, ngứa, tiểu đêm nhiều, chán ăn và thiếu máu.
- Giai đoạn 5 (eGFR < 15): Đây là giai đoạn suy thận hoàn toàn, bệnh nhân cần điều trị thay thế thận như chạy thận hoặc ghép thận để duy trì sự sống. Triệu chứng có thể

gồm mệt nặng, buồn nôn, nôn, khó thở, phù nhiều, huyết áp cao và có thể co giật.

Bác sĩ cũng sẽ làm xét nghiệm nước tiểu để kiểm tra lượng protein và albumin. Protein niệu là một trong những dấu hiệu sớm nhất của tổn thương thận. Bệnh nhân có thể tự mua que thử protein niệu tại nhà để theo dõi định kỳ và báo lại cho bác sĩ nếu mức protein tăng bất thường.

Siêu âm thận cũng là phương pháp quan trọng để đánh giá hình dạng, kích thước thận và phát hiện các bất thường như thận đa nang, sỏi thận hoặc tắc nghẽn đường tiểu.

Những xét nghiệm này giúp bác sĩ xác định giai đoạn bệnh, theo dõi tiến triển và lên kế hoạch điều trị phù hợp để bảo vệ chức năng thận sớm nhất có thể.

5.4. CHỮA TRỊ BỆNH SUY THẬN MẠN TÍNH.

Điều quan trọng nhất trong điều trị bệnh thận mạn tính là tìm ra và kiểm soát nguyên nhân gốc. Ở những bệnh nhân bị đái tháo đường, việc giữ đường huyết ổn định là yếu tố quyết định vì tiểu đường là nguyên nhân hàng đầu gây suy thận. Khi quý vị kiểm soát tốt đường huyết, chức năng thận cũng được bảo vệ lâu dài. Với bệnh nhân bị cao huyết áp, việc sử dụng thuốc đều đặn và đo huyết áp mỗi ngày giúp giảm áp lực lên mạch máu trong thận, từ đó ngăn ngừa suy thận tiến triển. Bệnh nhân cũng nên hạn chế dùng các thuốc giảm đau không kê đơn hoặc thực phẩm chức năng không rõ nguồn gốc, vì nhiều loại trong số này có thể gây độc cho thận.

Chế độ dinh dưỡng đóng vai trò rất quan trọng trong việc bảo vệ thận. Người bệnh cần giảm lượng protein trong khẩu phần để giảm gánh nặng lọc cho thận; giảm natri (muối) để kiểm soát huyết áp và giảm phù nề; và kiểm soát mức kali và phospho để tránh các biến chứng nguy hiểm liên quan đến tim và hệ xương. Bác sĩ hoặc chuyên gia dinh dưỡng sẽ hướng dẫn chế độ ăn phù hợp cho từng giai đoạn bệnh.

Về thuốc men, bệnh nhân thường được kê các thuốc hạ huyết áp nhóm ACE inhibitors hoặc ARBs, vì chúng vừa giảm huyết áp vừa có tác dụng bảo vệ thận. Thuốc giảm cholesterol giúp giảm nguy cơ biến chứng tim mạch — vấn đề rất thường gặp ở bệnh nhân thận mạn. Nếu có thiếu máu, bác sĩ có thể chỉ định thuốc điều trị thiếu máu để cải thiện sức khỏe toàn thân.

Theo dõi định kỳ là yếu tố không thể thiếu. Bệnh nhân cần xét nghiệm máu và nước tiểu theo lịch để bác sĩ đánh giá mức độ tổn thương thận và điều chỉnh điều trị khi cần. Khi bệnh tiến triển đến giai đoạn cuối, thận không còn đủ khả năng lọc máu, bệnh nhân sẽ cần chạy thận nhân tạo hoặc ghép thận để duy trì sự sống.

Điều trị bệnh thận mạn tính là một hành trình dài, nhưng nếu phát hiện sớm, kiểm soát tốt đường huyết, huyết áp, và tuân thủ chế độ ăn uống hợp lý, bệnh nhân hoàn toàn có thể sống khỏe mạnh trong nhiều năm.

5.5. DINH DƯỠNG CHO BỆNH NHÂN CHƯA CHẠY THẬN NHÂN TẠO

Người bị bệnh thận mạn tính cần tuân thủ một chế độ dinh dưỡng đặc biệt nhằm giảm gánh nặng cho thận và ngăn ngừa các biến chứng nguy hiểm.

Khi chức năng thận suy giảm, cơ thể khó loại bỏ chất thải, các điện giải và chất lỏng dư thừa; vì vậy chế độ ăn phải được điều chỉnh cẩn thận. Những nguyên tắc chính bao gồm kiểm soát lượng protein, natri, kali, photpho và chất lỏng hằng ngày.

Protein là yếu tố quan trọng nhất cần điều chỉnh. Người bệnh thận mạn tính thường nên giảm tiêu thụ protein xuống khoảng 0.6-0.8 g/kg cân nặng mỗi ngày, tùy theo giai đoạn bệnh và hướng dẫn của bác sĩ. Việc giảm protein giúp giảm lượng chất thải mà thận phải lọc. Tuy nhiên, protein được tiêu thụ cần là protein chất lượng cao, như trứng, thịt nạc, cá hoặc sữa ít béo — giúp cơ thể duy trì khối cơ mà không làm thận hoạt động quá tải.

Natri (muối) cần được kiểm soát chặt chẽ để giúp giảm huyết áp và hạn chế phù nề. Người bệnh thận nên giữ lượng natri dưới 2300 mg mỗi ngày, và trong một số trường hợp nặng, bác sĩ có thể yêu cầu giảm xuống dưới 1500 mg. Các thực phẩm chế biến sẵn, thức ăn nhanh, đồ hộp, nước chấm và gia vị nhiều muối cần được hạn chế tối đa.

Kali là yếu tố quan trọng vì thận suy giảm sẽ không thể đào thải kali dư thừa, dẫn đến tăng kali máu — tình trạng nguy hiểm có thể gây loạn nhịp tim. Người bệnh cần hạn chế thực phẩm giàu kali như chuối, cam, cà chua, khoai tây hoặc bơ. Thay vào đó, có thể chọn các thực phẩm ít kali như táo, lê, dâu tây, bông cải xanh và một số loại rau xanh.

Photpho cũng cần được kiểm soát vì khi photpho trong máu tăng cao sẽ gây hại cho xương và mạch máu. Người bệnh thận nên hạn chế thực phẩm giàu photpho như sữa, phô mai, thịt chế biến, ngũ cốc nguyên hạt, nước ngọt chứa phosphat và các loại đậu. Nếu cần, bác sĩ có thể kê thêm thuốc gắn photpho (phosphate binders) để kiểm soát mức photpho trong máu.

Cuối cùng, chất lỏng cũng phải được theo dõi. Người bệnh thận mạn tính — đặc biệt là giai đoạn tiến triển — thường dễ bị ứ nước, gây phù, khó thở và tăng huyết áp. Do đó, họ cần kiểm soát lượng nước uống mỗi ngày theo hướng dẫn của bác sĩ, nhất là nếu có phù chân, phù mặt hoặc khó thở.

Điều chỉnh đúng chế độ dinh dưỡng giúp làm chậm tiến triển bệnh thận, giảm triệu chứng và cải thiện chất lượng sống. Người bệnh nên làm việc chặt chẽ với bác sĩ và chuyên gia dinh dưỡng để xây dựng thực đơn phù hợp cho từng giai đoạn bệnh.

5.6. DINH DƯỠNG CHO NGƯỜI ĐÃ CHẠY THẬN NHÂN TẠO

Điều đáng buồn nhưng thực tế là những bệnh nhân đã bước vào giai đoạn chạy thận nhân tạo phải tuân thủ một chế độ dinh dưỡng nghiêm ngặt hơn rất nhiều. Lý do là ở giai đoạn này, thận gần như không còn khả năng lọc bỏ chất thải và điện giải, khiến nguy cơ biến chứng tăng cao. Vì vậy, chế độ ăn uống đúng cách đóng vai trò vô cùng quan trọng trong việc bảo vệ sức khỏe và giảm bớt gánh nặng cho cơ thể.

Trước hết, bệnh nhân cần hạn chế lượng muối (natri). Giảm muối giúp kiểm soát huyết áp và tránh ứ dịch, hai yếu tố dễ gây khó thở và phù nề. Người bệnh nên tránh hoàn toàn thực phẩm chế biến sẵn, đồ hộp, thức ăn nhanh và các loại sốt hoặc gia vị có độ mặn cao. Kiểm soát kali cũng rất quan trọng vì thận suy nặng không thể đào thải lượng kali dư thừa, dẫn đến tăng kali máu, tình trạng có thể gây loạn nhịp tim nguy hiểm. Các thực phẩm giàu kali như chuối, cam, khoai tây, cà chua và nhiều loại hạt cần được hạn chế tối đa. Việc theo dõi mức kali trong máu thường xuyên giúp bác sĩ điều chỉnh chế độ ăn một cách chính xác.

Bệnh nhân chạy thận cũng cần hạn chế photpho. Mức photpho cao sẽ gây tổn thương xương, ngứa ngáy và làm tăng nguy cơ bệnh tim mạch. Vì vậy, sữa và các sản phẩm từ sữa, các loại hạt, đậu, một số loại cá và nước ngọt chứa phosphat cần được giảm tối đa. Nếu cần thiết, bác sĩ có thể kê thuốc gắn photpho (phosphate binders) để kiểm soát mức photpho hiệu quả hơn.

Ngược lại với bệnh thận giai đoạn sớm, bệnh nhân chạy thận lại cần tăng cường protein để bù đắp lượng protein bị mất trong quá trình lọc máu. Các nguồn protein tốt bao gồm thịt gà, cá, trứng và đậu hũ — tuy nhiên vẫn phải cân nhắc lượng kali và photpho của từng loại thực phẩm theo hướng dẫn của bác sĩ hoặc chuyên gia dinh dưỡng.

Kiểm soát lượng nước uống là điều bắt buộc. Thận suy nặng khiến cơ thể tích nước, gây phù, khó thở và tăng huyết áp. Người bệnh cần theo dõi cân nặng mỗi ngày và giới hạn nước uống theo đúng chỉ định để tránh quá tải dịch.

Một số thực phẩm phù hợp cho bệnh nhân chạy thận bao gồm thịt gà, cá, trứng, đậu hũ, gạo trắng, bánh mì trắng, mì ống không nguyên cám, các loại rau củ ít kali (sau khi luộc bỏ nước) như cải, bí đỏ, dưa chuột và trái cây như táo, nho, dâu tây hoặc dứa. Ngược lại, các thực phẩm giàu kali, photpho hoặc muối như chuối, cam, cà chua, pho mát, cá hồi, các loại đậu, socola và đồ ăn nhanh cần được tránh.

Cuối cùng, bệnh nhân chạy thận nên bổ sung vitamin và khoáng chất theo hướng dẫn của bác sĩ, vì quá trình lọc máu có thể làm mất một số dưỡng chất quan trọng. Việc theo dõi các chỉ số dinh dưỡng như đường huyết, kali, photpho và mức độ phù nề trong mỗi lần tái khám sẽ giúp bác sĩ điều chỉnh chế độ ăn thích hợp. Làm việc với chuyên gia dinh dưỡng cũng rất quan trọng để xây dựng kế hoạch ăn uống cá nhân hóa, bảo đảm đầy đủ dưỡng chất mà không gây hại thêm cho thận.

Tóm tắt một số nguyên tắc dinh dưỡng cơ bản cho bệnh nhân bệnh thận mạn tính

1. **Kiểm soát lượng protein:** Hạn chế lượng protein tiêu thụ để giảm gánh nặng cho thận, nhưng vẫn đảm bảo đủ nhu cầu dinh dưỡng cơ bản.
2. **Hạn chế muối (natri):** Giảm lượng muối để kiểm soát huyết áp và giảm gánh nặng cho thận.
3. **Kiểm soát kali:** Hạn chế thực phẩm giàu kali như chuối, cam, cà chua, và khoai tây.
4. **Hạn chế photpho:** Tránh thực phẩm giàu photpho như sữa, các sản phẩm từ sữa, và một số loại đậu.
5. **Theo dõi lượng nước:** Điều chỉnh lượng nước tiêu thụ để tránh tình trạng quá tải dịch.

5.7. TÀI LIỆU THAM KHẢO

Sách và Hướng dẫn

1. "Coping with Kidney Disease: A 12-Step Treatment Program to Help You Avoid Dialysis" của Mackenzie Walser và Betsy Thorpe
    - Cuốn sách này cung cấp một kế hoạch chi tiết về chế độ dinh dưỡng và lối sống để quản lý bệnh thận mạn tính và tránh phải điều trị thận nhân tạo.
2. "Renal Diet Cookbook for the Newly Diagnosed" của Susan Zogheib
    - Cuốn sách này cung cấp các công thức nấu ăn và kế hoạch ăn uống cụ thể dành cho người mới được chẩn đoán mắc bệnh thận mạn tính.
3. "The Kidney Disease Solution" của Duncan Capicchiano
    - Sách này đưa ra các phương pháp tự nhiên và chế độ dinh dưỡng để hỗ trợ sức khỏe thận và cải thiện tình trạng bệnh thận mạn tính.

Tài liệu và Hướng dẫn từ Tổ chức Y tế

1. Centers for Disease Control and Prevention (CDC)
    - Website: cdc.gov/kidneydisease
    - CDC cung cấp thông tin về cách quản lý bệnh thận, bao gồm các nguyên tắc dinh dưỡng và lối sống lành mạnh.
2. National Kidney Foundation (NKF)
    - Website: kidney.org
    - NKF cung cấp nhiều tài liệu và hướng dẫn chi tiết

về chế độ dinh dưỡng, các loại thực phẩm nên ăn và tránh, và cách quản lý bệnh thận mạn tính.

3. National Institute of Diabetes and Digestive and Kidney Diseases (NIDDK)

    - Website: niddk.nih.gov
    - NIDDK cung cấp các tài liệu nghiên cứu và hướng dẫn về chế độ dinh dưỡng và quản lý bệnh thận mạn tính.

Bài viết và Nghiên cứu

1. "Dietary Management of Chronic Kidney Disease" trên tạp chí Clinical Journal of the American Society of Nephrology

    - Bài viết này thảo luận về các chiến lược dinh dưỡng để quản lý bệnh thận mạn tính, bao gồm các chất dinh dưỡng quan trọng và các loại thực phẩm có lợi.

2. "Nutrition and Chronic Kidney Disease" trên tạp chí Nephrology Dialysis Transplantation

    - Bài viết này cung cấp một cái nhìn tổng quan về vai trò của dinh dưỡng trong quản lý bệnh thận mạn tính và các khuyến nghị dinh dưỡng cụ thể.

Trang web và Blog

1. Davita Kidney Care

    - Website: davita.com
    - Cung cấp nhiều bài viết, công thức nấu ăn và tài liệu hướng dẫn về chế độ dinh dưỡng cho người mắc bệnh thận mạn tính.

2. Renal Diet HQ

- Website: renaldiethq.com
- Trang web này cung cấp thông tin về chế độ dinh dưỡng, công thức nấu ăn và mẹo dinh dưỡng cho người mắc bệnh thận.

Hướng dẫn từ chuyên gia dinh dưỡng

- Hiệp hội Dinh dưỡng Việt Nam (VDS)
  - Cung cấp tài liệu và hướng dẫn về chế độ dinh dưỡng cho người mắc bệnh thận mạn tính, phù hợp với thực phẩm và thói quen ăn uống tại Việt Nam.

Chương 6: Bệnh mất trí nhớ

Chế độ dinh dưỡng có thể đóng vai trò quan trọng trong việc hỗ trợ sức khỏe não bộ và cải thiện trí nhớ ở người bị mất trí nhớ.

Bệnh mất trí nhớ (dementia) là một tình trạng suy giảm chức năng nhận thức, bao gồm trí nhớ, khả năng suy nghĩ, và khả năng thực hiện các hoạt động hằng ngày. Đây không phải là một bệnh cụ thể, mà là một nhóm các triệu chứng ảnh hưởng đến não bộ. Dưới đây là một cái nhìn tổng quan về bệnh mất trí nhớ, nguyên nhân, triệu chứng và các biện pháp điều trị cũng như hỗ trợ.

6.1. NGUYÊN NHÂN CỦA BỆNH MẤT TRÍ NHỚ

Bệnh mất trí nhớ (dementia) có nhiều nguyên nhân khác nhau, và hiểu rõ nguyên nhân giúp gia đình phát hiện sớm để điều trị và chăm sóc phù hợp. Bệnh Alzheimer là nguyên nhân phổ biến nhất, chiếm phần lớn các trường hợp mất trí nhớ ở người cao tuổi. Đây là tình trạng các tế bào não bị thoái hóa dần theo thời gian, dẫn đến suy giảm trí nhớ, khả năng ngôn ngữ và tư duy.

Bên cạnh đó, chứng mất trí nhớ mạch máu xảy ra khi dòng máu đến não bị gián đoạn hoặc giảm do đột quỵ, xơ cứng động mạch hoặc tổn thương mạch máu nhỏ. Khi mô não bị thiếu máu nuôi lâu dài, khả năng ghi nhớ và suy nghĩ cũng bị suy giảm. Một số người lại mắc chứng mất trí nhớ hỗn hợp, tức là có cả Alzheimer và tổn thương mạch máu, khiến tiến trình bệnh diễn ra nhanh hơn.

Ngoài ra, bệnh Parkinson cũng có thể dẫn đến mất trí nhớ ở giai đoạn muộn. Tình trạng này liên quan đến sự giảm dopamine trong não, ảnh hưởng đến trí nhớ, sự tập trung và điều hòa vận động. Một dạng khác là chứng mất trí nhớ trán-thái dương (FTD), khi tổn thương xảy ra ở vùng thùy trán và thái dương của não. FTD ảnh hưởng nhiều đến tính cách, hành vi và ngôn ngữ, và ít ảnh hưởng đến trí nhớ ở giai đoạn đầu.

Ngoài các nguyên nhân trên, nhiều yếu tố khác như chấn thương sọ não, khối u não, nhiễm trùng, hoặc các bệnh lý di truyền như Huntington cũng có thể gây mất trí nhớ. Việc xác định đúng nguyên nhân là chìa khóa quan trọng trong việc xây dựng kế hoạch điều trị, hỗ trợ và cải thiện chất lượng đời sống cho bệnh nhân.

6.2. TRIỆU CHỨNG CỦA BỆNH MẤT TRÍ NHỚ

Các dấu hiệu của bệnh mất trí nhớ thường bắt đầu một cách âm thầm và tiến triển theo thời gian. Triệu chứng sớm nhất quý vị thường gặp là giảm trí nhớ ngắn hạn. Người bệnh dễ quên các thông tin mới, quên lịch hẹn, quên vị trí để đồ vật quen thuộc hoặc hỏi đi hỏi lại cùng một câu hỏi.

Bên cạnh đó, người bệnh cũng gặp khó khăn trong khả năng suy nghĩ và lập kế hoạch, chẳng hạn như thực hiện một công việc đơn giản mà trước đây họ làm rất dễ dàng, nấu ăn, thanh toán hóa đơn, hay sắp xếp công việc hằng ngày.

Khi bệnh tiến triển, các khó khăn và vấn đề về ngôn ngữ và giao tiếp trở nên rõ ràng hơn. Người bệnh có thể khó tìm đúng từ để diễn đạt, nói chuyện bị đứt quãng hoặc mất khả năng tham gia vào cuộc hội thoại dài. Họ cũng gặp khó khăn trong việc thực hiện các hoạt động hằng ngày, như lái xe, quản lý tài chính, uống thuốc đúng giờ hoặc chăm sóc bản thân.

Một dấu hiệu quan trọng khác là thay đổi tính cách và hành vi. Người bệnh có thể trở nên dễ cáu gắt, lo âu, thu mình, nghi ngờ người khác hoặc có biểu hiện trầm cảm. Những thay đổi này thường gây ảnh hưởng lớn đến sinh hoạt gia đình và chất lượng sống của bệnh nhân.

Nhận biết sớm các dấu hiệu này và đưa bệnh nhân đi khám kịp thời giúp chẩn đoán sớm và can thiệp đúng cách, từ đó làm chậm tiến trình bệnh và cải thiện chất lượng cuộc sống.

6.3. ĐIỀU TRỊ MẤT TRÍ NHỚ

Điều trị bệnh mất trí nhớ (dementia), đặc biệt là bệnh Alzheimer, thường bao gồm kết hợp thuốc men và chăm sóc hỗ trợ lâu dài. Hiện nay, nhóm thuốc cholinesterase inhibitors như donepezil, rivastigmine và galantamine được sử dụng phổ biến để giúp cải thiện trí nhớ, sự tập trung và khả năng suy nghĩ ở một số bệnh nhân Alzheimer giai đoạn nhẹ đến trung bình. Với những trường hợp nặng hơn, bác sĩ có thể kê thêm memantine, một thuốc thuộc nhóm NMDA receptor antagonist, giúp giảm kích thích quá mức của tế bào thần kinh và hỗ trợ duy trì chức năng nhận thức.

Bên cạnh dùng thuốc, chăm sóc hỗ trợ đóng vai trò quan trọng không kém. Gia đình cần tạo một môi trường sống an toàn bằng cách loại bỏ vật dụng nguy hiểm, lắp đèn sáng đầy đủ, và sắp xếp nhà cửa khoa học để bệnh nhân dễ di chuyển. Khuyến khích hoạt động thể chất nhẹ nhàng như đi bộ, tập thở hoặc yoga giúp cải thiện tuần hoàn và giảm căng thẳng. Ngoài ra, tương tác xã hội cũng rất cần thiết — nói chuyện với con cháu, tham gia sinh hoạt cộng đồng hoặc các trò chơi kích thích trí não có thể làm chậm tiến trình suy giảm nhận thức.

Nhiều nghiên cứu khoa học đã cho thấy vai trò của dinh dưỡng và lối sống trong phòng ngừa và hỗ trợ điều trị bệnh mất trí nhớ. Nghiên cứu của Morris et al. (2003) cho thấy chế độ ăn giàu vitamin E và vitamin C có liên quan đến giảm nguy cơ mắc Alzheimer ở người cao tuổi. Nghiên cứu của Scarmeas et al. (2006) chứng minh rằng tuân thủ chế độ ăn kiểu Địa Trung

Hải — giàu rau xanh, dầu olive, cá và ngũ cốc nguyên hạt — giúp giảm nguy cơ suy giảm nhận thức và mất trí nhớ. Ngoài ra, nghiên cứu của Dangour et al. (2010) đăng trên *The American Journal of Clinical Nutrition* cho thấy rằng bổ sung omega-3, đặc biệt là DHA, có thể cải thiện chức năng nhận thức ở người cao tuổi.

Sự kết hợp giữa thuốc, dinh dưỡng lành mạnh, vận động, và chăm sóc tâm lý - xã hội sẽ giúp bệnh nhân duy trì chất lượng sống tốt hơn và làm chậm tiến triển của bệnh.

6.4 DINH DƯỠNG CHO NGƯỜI MẤT TRÍ NHỚ

Mất trí nhớ và sa sút trí tuệ không chỉ đơn thuần là "bệnh của não", mà là hậu quả của sự rối loạn phức tạp liên quan đến chuyển hoá, mạch máu, viêm mạn tính, giấc ngủ và dinh dưỡng. Vì vậy, vai trò của dinh dưỡng trong sa sút trí tuệ không nhằm "chữa khỏi" bệnh, mà tập trung vào làm chậm tiến triển suy giảm nhận thức, bảo vệ mạch máu não, giảm tình trạng viêm và duy trì chức năng sinh hoạt hằng ngày.

Chế độ ăn uống tốt nhất là chế độ dinh dưỡng MIND và Địa Trung Hải

Trong số các mô hình dinh dưỡng được nghiên cứu, chế độ ăn MIND (Mediterranean-DASH Intervention for Neurodegenerative Delay) được xem là mô hình "thiết kế riêng cho não". Chế độ ăn này kết hợp tinh hoa của Mediterranean và DASH, tập trung vào rau lá xanh, rau củ nhiều màu, quả mọng (berries), các loại hạt, đậu, ngũ cốc nguyên hạt, cá và dầu olive, đồng thời hạn chế thức ăn chiên rán, bơ và margarine, thịt đỏ, phô mai, bánh ngọt nhiều đường và thức ăn nhanh. Các nghiên cứu đoàn hệ lớn của nhóm Rush University cho thấy những người tuân thủ chế độ ăn MIND ở mức cao có tốc độ suy giảm nhận thức chậm hơn rõ rệt và nguy cơ mắc bệnh Alzheimer thấp hơn so với nhóm tuân thủ kém.

Song song theo đó, chế độ ăn Địa Trung Hải (Mediterranean diet) cũng có bằng chứng khoa học mạnh mẽ trong bảo vệ chức năng nhận thức. Các thử nghiệm ngẫu nhiên có đối chứng ở người cao tuổi cho thấy việc áp dụng Mediterranean diet, đặc biệt khi bổ sung dầu olive nguyên chất (extra-virgin olive oil - EVOO) hoặc các loại hạt, giúp cải thiện các thước đo nhận thức so với chế độ ăn đối chứng. Tóm lại, nếu cần một khung ăn uống dễ áp dụng, có dữ liệu khoa học rõ ràng, chế độ ăn MIND là lựa chọn phù hợp; nếu hướng đến một lối sống tổng thể tốt cho tim mạch và não, Mediterranean diet là nền tảng bền vững.

Mỗi ngày, người bệnh mất trí nhớ nên ăn ít nhất một khẩu phần rau lá xanh (như cải bó xôi, cải kale, rau muống, rau dền), một đến hai khẩu phần rau củ nhiều màu, và ưu tiên dầu olive hoặc các loại dầu thực vật tốt thay cho mỡ động vật hoặc shortening. Mỗi tuần, quý vị nên ăn cá từ một đến hai lần, đặc biệt là cá béo như salmon, sardine hoặc mackerel; sử dụng hạt, đậu và ngũ cốc nguyên hạt đều đặn; và nếu có điều kiện, ưu tiên quả mọng (berries) vì nhóm thực phẩm này có liên quan đến lợi ích nhận thức trong các nghiên cứu về chế độ ăn MIND.

Ngược lại, quý vị cần hạn chế tối đa các "kẻ thù của não" như đồ uống nhiều đường, bánh kẹo, tinh bột tinh chế, thực phẩm siêu chế biến, chất béo chuyển hóa (trans fat), thịt đỏ và thịt chế biến sẵn, cũng như ăn quá mặn, đặc biệt ở người có tăng huyết áp.

Omega-3 có vai trò sinh học quan trọng đối với não, tham gia cấu trúc màng tế bào thần kinh và có tác dụng chống viêm. Việc quý vị ăn cá thường xuyên có lợi cho sức khoẻ tim mạch và có cơ sở sinh học hợp lý trong bảo vệ chức năng não. Tuy nhiên, các phân tích tổng hợp gần đây cho thấy viên bổ sung omega-3 có tác động lên nhận thức không đồng nhất và thường chỉ ở mức khiêm tốn, phụ thuộc vào đối tượng, liều và thời điểm can thiệp. Vì vậy, cách tiếp cận an toàn, hiệu quả và ít tốn kém nhất là ưu tiên cá từ thực phẩm 1-2 lần mỗi tuần, chỉ cân nhắc omega-3 dạng viên khi không ăn được cá hoặc có chỉ định khác, và cần thảo luận với bác sĩ, đặc biệt ở người đang dùng thuốc chống đông hoặc kháng kết tập tiểu cầu.

Ở người cao tuổi, thiếu vitamin B12 hoặc folate có thể gây các triệu chứng giống sa sút trí tuệ hoặc làm nặng thêm suy giảm nhận thức. Do đó, trong các trường hợp có thiếu máu, tê bì, ăn chay trường, sử dụng metformin lâu năm, hoặc viêm dạ dày mạn, việc xét nghiệm B12/folate là cần thiết trước khi bổ sung.

Ở giai đoạn tiến triển, người bệnh sa sút trí tuệ thường đối mặt với ba thách thức lớn: ăn uống kém dẫn đến sụt cân và mất cơ, nuốt khó (dysphagia) làm tăng nguy cơ sặc và viêm phổi hít, và giảm tập trung khi ăn khiến bữa ăn kéo dài hoặc bị bỏ qua. Chế độ dinh dưỡng lúc này cần ưu tiên an toàn và duy trì thể trạng, hơn là các mục tiêu ăn kiêng nghiêm ngặt.

Các biện pháp hỗ trợ bao gồm tăng cường đạm từ trứng, cá, sữa chua, đậu hũ và chia nhỏ bữa ăn trong ngày; sử dụng thức ăn mềm hoặc đặc khi có nuốt khó, theo hướng dẫn của chuyên gia nuốt hoặc âm ngữ trị liệu nếu có; và xây dựng "nghi thức bữa ăn" với môi trường yên tĩnh, có người thân ngồi ăn cùng, nhắc từng bước, sử dụng bát đĩa có màu sắc tương phản để tăng chú ý.

Tóm tắt một số lưu ý trong dinh dưỡng cho người bệnh mất trí nhớ

1. Chế độ dinh dưỡng Địa Trung Hải (Mediterranean Diet): Giàu trái cây, rau, hạt, ngũ cốc nguyên hạt, cá, dầu ô liu và giảm thịt đỏ.
2. Chế độ dinh dưỡng DASH (Dietary Approaches to Stop Hypertension): Giảm muối, tăng cường trái cây, rau và các sản phẩm từ sữa ít béo.

3. Chế độ dinh dưỡng MIND (Mediterranean-DASH Diet Intervention for Neurodegenerative Delay): Kết hợp giữa chế độ dinh dưỡng Địa Trung Hải và DASH, tập trung vào các thực phẩm tốt cho não như quả mọng, rau xanh, các loại hạt và dầu ô liu.

6.5. TÀI LIỆU THAM KHẢO

Sách và Hướng dẫn

1. "The Alzheimer's Prevention & Treatment Diet" của Dr. Richard S. Isaacson và Dr. Christopher N. Ochner
    - Cuốn sách này cung cấp các hướng dẫn chi tiết về chế độ dinh dưỡng và các loại thực phẩm có thể giúp ngăn ngừa và điều trị bệnh Alzheimer.
2. "The MIND Diet: A Scientific Approach to Enhancing Brain Function and Helping Prevent Alzheimer's and Dementia" của Maggie Moon
    - Cuốn sách này tập trung vào chế độ dinh dưỡng MIND (Mediterranean-DASH Diet Intervention for Neurodegenerative Delay) và cách áp dụng nó để tăng cường chức năng não và phòng ngừa bệnh Alzheimer.
3. "The Anti-Alzheimer's Prescription" của Dr. Vincent Fortanasce
    - Sách này cung cấp các khuyến nghị về chế độ dinh dưỡng, tập thể dục và lối sống để phòng ngừa và làm chậm tiến trình của bệnh Alzheimer.

Tài liệu và Hướng dẫn từ Tổ chức Y tế

1. Alzheimer's Association
    - Website: alz.org
    - Cung cấp nhiều tài liệu và hướng dẫn về chế độ dinh dưỡng, các loại thực phẩm tốt cho não, và cách chăm sóc dinh dưỡng cho người mắc bệnh Alzheimer và các loại mất trí nhớ khác.
2. National Institute on Aging (NIA)
    - Website: nia.nih.gov
    - NIA cung cấp các thông tin và tài liệu nghiên cứu về các chiến lược dinh dưỡng và lối sống để phòng ngừa và quản lý bệnh mất trí nhớ.
3. World Health Organization (WHO)
    - Website: who.int
    - WHO cung cấp các hướng dẫn toàn cầu về dinh dưỡng và lối sống lành mạnh để giảm nguy cơ mắc bệnh mất trí nhớ.

Bài viết và Nghiên cứu

1. "Dietary Approaches to Reduce Alzheimer's Disease Risk" trên tạp chí Clinical Interventions in Aging
    - Bài viết này cung cấp một cái nhìn tổng quan về các chế độ dinh dưỡng và loại thực phẩm có thể giúp giảm nguy cơ mắc bệnh Alzheimer.
2. "The Role of Nutrition in Dementia Prevention and Management" trên tạp chí Journal of Alzheimer's Disease
    - Bài viết này khám phá vai trò của dinh dưỡng trong việc phòng ngừa và quản lý bệnh mất trí nhớ, bao gồm các chất dinh dưỡng quan trọng và các loại thực phẩm có lợi.

Trang web và Blog

1. Dementia.org
    - Website: dementia.org
    - Cung cấp nhiều bài viết và tài liệu về dinh dưỡng, lối sống và các chiến lược chăm sóc cho người mắc bệnh mất trí nhớ.
2. Alzheimers.net
    - Website: alzheimers.net
    - Trang web này cung cấp thông tin về các nghiên cứu mới nhất, chế độ dinh dưỡng và các phương pháp chăm sóc cho người mắc bệnh Alzheimer và các dạng mất trí nhớ khác.

Hướng dẫn từ chuyên gia dinh dưỡng

- Hiệp hội Dinh dưỡng Việt Nam (VDS)
    - Cung cấp tài liệu và hướng dẫn về chế độ dinh dưỡng cho người mắc bệnh mất trí nhớ, phù hợp với thực phẩm và thói quen ăn uống tại Việt Nam.

Chương 7: Bệnh ung thư

7.1. TỔNG QUAN VỀ BỆNH UNG THƯ VÀ VAI TRÒ CỦA DINH DƯỠNG

Dinh dưỡng trong trị liệu ung thư là một chủ đề lớn và phức tạp. bác sĩ điều trị ung thư ngoài kiến thức chuyên môn còn phải nắm rõ các kiến thức về dinh dưỡng. Trong chương này tôi sẽ giới thiệu tổng quát về bệnh ung thư, các loại ung thư hay gặp, và vai trò của dinh dưỡng trong từng giai đoạn chữa trị.

Điểm quan trọng nhất trong dinh dưỡng bệnh nhân ung thư là bệnh nhân phải hỏi trực tiếp bác sĩ của mình (bác sĩ ung thư, bác sĩ gia đình) và chuyên gia dinh dưỡng mình nên ăn uống thế nào. Quý vị tránh tự ý dùng đồ ăn theo các khuyến cáo trên mạng xã hội. Một số quý vị tự ý nhịn đói, khiến cơ thể không đủ năng lượng, và bị biến chứng suy duy dưỡng.

Bệnh ung thư là gì?

Ung thư là bệnh xảy ra khi các tế bào trong cơ thể tăng trưởng một cách bất thường, không kiểm soát và không tuân theo những quy luật sinh học bình thường.

Tế bào ung thư có một số đặc điểm nổi bật. Thứ nhất, chúng tăng trưởng không kiểm soát, phân chia liên tục mà không chịu sự điều hòa giống tế bào bình thường. Thứ hai, chúng có khả năng xâm lấn mô lân cận, phá hủy cấu trúc và chức năng của các cơ quan đang bị tấn công. Một đặc điểm quan trọng khác là di căn, tức là tế bào ung thư có thể tách khỏi khối u ban đầu, di chuyển qua máu hoặc hệ bạch huyết và hình thành khối u mới ở những vị trí khác. Ngoài ra, tế bào ung thư còn có khả năng né tránh hệ miễn dịch, khiến cơ thể khó phát hiện và tiêu diệt chúng.

Ung thư thường phát triển từ sự kết hợp giữa yếu tố di truyền và yếu tố môi trường. Một số người có mang đột biến gen di truyền, ví dụ như BRCA1 và BRCA2, làm tăng nguy cơ ung thư vú và buồng trứng. Các yếu tố môi trường như tiếp xúc hóa chất độc hại (amiăng, benzen), bức xạ, ô nhiễm, hoặc các tác nhân sinh học cũng góp phần làm tăng nguy cơ. Lối sống không lành mạnh như hút thuốc lá, uống rượu bia nhiều, ít vận động và chế độ ăn uống không cân bằng đều liên quan mật thiết đến nhiều loại ung thư. Ngoài ra, nhiễm trùng mạn tính như HPV (gây ung thư cổ tử cung), viêm gan B và C (gây ung thư gan) cũng là các nguyên nhân quan trọng.

Một số loại ung thư thường gặp bao gồm ung thư vú, phổ biến nhất ở phụ nữ; ung thư phổi, thường liên quan đến hút thuốc; ung thư đại trực tràng; ung thư tuyến tiền liệt ở nam giới lớn tuổi; ung thư gan, liên quan đến viêm gan siêu vi và rượu bia; và ung thư da, do tiếp xúc tia UV quá mức từ ánh nắng hoặc giường tắm nắng.

Triệu chứng ung thư rất đa dạng tùy loại và giai đoạn bệnh, nhưng có một số dấu hiệu cảnh báo mà bệnh nhân cần lưu ý: mệt mỏi kéo dài, giảm cân không rõ nguyên nhân, đau dai dẳng, vết thương da không lành, nốt ruồi thay đổi kích thước hoặc màu sắc, khối u hoặc vùng sưng bất thường, chảy máu hoặc dịch tiết lạ, khó nuốt, khó tiêu, hoặc ho kéo dài, thay đổi giọng nói. Nhận biết sớm các dấu hiệu này và đi khám kịp thời giúp phát hiện ung thư ở giai đoạn sớm hơn — khi điều trị thường hiệu quả nhất.

Chẩn đoán ung thư

Chẩn đoán ung thư là một quá trình gồm nhiều bước nhằm xác định chính xác loại ung thư, vị trí, mức độ lan rộng và giai đoạn bệnh. Bác sĩ thường bắt đầu bằng khám lâm sàng, đánh giá triệu chứng và kiểm tra các dấu hiệu bất thường trên cơ thể. Tiếp theo là xét nghiệm máu, nhằm đo các chỉ số huyết học, chức năng gan - thận và đôi khi là các chất chỉ điểm ung thư (tumor markers). Tuy nhiên, xét nghiệm máu chỉ mang tính hỗ trợ chứ không đủ để chẩn đoán ung thư.

Để xác định vị trí và kích thước khối u, bác sĩ sẽ chỉ định các phương pháp chẩn đoán hình ảnh như X-quang, CT scan, MRI hoặc siêu âm. Bước quan trọng nhất trong chẩn đoán ung thư là lấy sinh thiết, tức là lấy một mẫu mô từ khối u để phân tích dưới kính hiển vi. Sinh thiết giúp xác định chính xác loại ung thư, mức độ ác tính và giai đoạn bệnh, từ đó bác sĩ mới có thể xây dựng được kế hoạch điều trị phù hợp.

Điều trị ung thư có nhiều phương pháp khác nhau, tùy thuộc vào loại ung thư và tình trạng sức khỏe của bệnh nhân. Phẫu thuật thường được sử dụng để loại bỏ khối u hoặc mô ung thư. Xạ trị dùng tia năng lượng cao để tiêu diệt tế bào ung thư, trong khi hóa trị sử dụng thuốc để nhắm vào các tế bào phân chia nhanh. Một số bệnh nhân có thể được điều trị bằng liệu pháp miễn dịch, giúp hệ miễn dịch nhận biết và tiêu diệt tế bào ung thư, hoặc liệu pháp hormone đối với các loại ung thư phụ thuộc hormone như ung thư vú hoặc tuyến tiền liệt. Ngoài ra, liệu pháp nhắm đích (targeted therapy) sử dụng các thuốc nhắm vào những phân tử đặc hiệu giúp tế bào ung thư phát triển, mang lại hiệu quả cao hơn và ít tác dụng phụ hơn trong một số trường hợp.

Phòng ngừa ung thư bắt đầu từ lối sống lành mạnh. Không hút thuốc là biện pháp quan trọng nhất vì thuốc lá là nguyên nhân số một gây ung thư phổi và nhiều loại ung thư khác. Chế độ ăn giàu rau củ, trái cây, ngũ cốc nguyên hạt và chất xơ, cùng việc hạn chế thực phẩm chế biến sẵn, thịt đỏ và thức ăn nhiều đường giúp giảm nguy cơ ung thư đường tiêu hóa và ung thư vú. Duy trì cân nặng hợp lý và tập thể dục đều đặn cũng là yếu tố bảo vệ quan trọng. Người dân cần tránh tiếp xúc với hóa chất độc hại, bức xạ và chất gây ung thư trong môi trường. Việc tiêm phòng HPV và viêm gan B giúp phòng ngừa ung thư cổ tử cung và ung thư gan. Cuối cùng, kiểm tra sức khỏe định kỳ và tầm soát ung thư theo độ tuổi là cách hiệu quả nhất để phát hiện sớm — khi cơ hội điều trị thành công cao nhất.

7.2. DINH DƯỠNG CHO BỆNH NHÂN UNG THƯ

Chế độ dinh dưỡng đóng vai trò vô cùng quan trọng trong việc hỗ trợ bệnh nhân ung thư trong suốt quá trình điều trị và phục hồi. Một chế độ ăn đúng cách có thể giúp cơ thể duy trì cân nặng, tăng cường sức đề kháng, giảm biến chứng và cải thiện chất lượng sống. Nguyên tắc cơ bản là bệnh nhân cần đủ năng lượng và đủ dưỡng chất, vì điều trị ung thư — như phẫu thuật, hóa trị hoặc xạ trị — thường làm cơ thể suy yếu nhanh chóng. Protein là dưỡng chất đặc biệt quan trọng, giúp duy trì cơ bắp, sửa chữa mô và hỗ trợ hệ miễn dịch. Bệnh nhân nên bổ sung protein từ thịt nạc, cá, trứng, đậu, đậu phụ hoặc sữa ít béo. Bên cạnh đó, lựa chọn chất béo lành mạnh như dầu olive, dầu hạt lanh, cá béo và các loại hạt sẽ giúp tăng năng lượng mà không gây hại cho tim mạch. Chất xơ từ rau xanh, trái cây, đậu và ngũ cốc nguyên hạt giúp cải thiện tiêu hóa và hỗ trợ hệ miễn dịch. Ngoài ra, uống đủ nước mỗi ngày là điều cần thiết để duy trì cân bằng điện giải và hỗ trợ tiêu hóa.

Các thực phẩm nên được ưu tiên bao gồm rau củ quả giàu vitamin và chất chống oxy hóa như cà rốt, cà chua, cải bó xôi và các loại quả mọng. Các chất chống oxy hóa này giúp bảo vệ tế bào khỏi tổn thương do gốc tự do — một trong những yếu tố liên quan đến ung thư. Bệnh nhân cũng nên dùng các nguồn protein tốt từ động vật và thực vật như gà, cá, trứng, đậu hũ và sữa ít béo. Ngũ cốc nguyên hạt như gạo lứt, yến mạch và quinoa cung cấp năng lượng bền vững. Các loại hạt và dầu thực vật, đặc biệt là những thực phẩm giàu omega-3 như cá hồi, cá thu, hạt lanh và quả óc chó, có tính chất chống viêm và có thể hỗ trợ hệ miễn dịch.

Bên cạnh những thực phẩm nên ăn, có những loại thực phẩm bệnh nhân cần tránh. Thực phẩm chế biến sẵn, đồ ăn nhanh, thịt chế biến như xúc xích, thịt nguội thường chứa nhiều muối, đường và chất béo xấu, có thể làm cơ thể viêm nhiều hơn và cản trở quá trình điều trị. Đồ uống có cồn như rượu bia có thể làm giảm hiệu quả của thuốc, gây viêm gan và suy giảm hệ miễn dịch. Bánh kẹo, nước ngọt và thực phẩm chứa nhiều đường nên hạn chế tối đa. Ngoài ra, các loại thực phẩm chứa nhiều chất béo bão hòa hoặc chất béo chuyển hóa như mỡ động vật, bánh ngọt, dầu cọ và dầu dừa tinh chế cũng không phù hợp cho bệnh nhân ung thư.

Nhiều nghiên cứu đã chứng minh lợi ích của dinh dưỡng đối với bệnh nhân ung thư. Rau quả giàu chất chống oxy hóa giúp giảm tổn thương tế bào. Protein đầy đủ giúp duy trì khối cơ và sức mạnh trong quá trình điều trị. Chất xơ hỗ trợ tiêu hóa và giúp giảm nguy cơ nhiễm trùng. Omega-3 từ cá béo có khả năng giảm viêm, tăng cường miễn dịch và cải thiện sức khỏe tổng thể.

Trong quá trình điều trị, bệnh nhân cần theo dõi cân nặng thường xuyên vì sút cân nhanh là dấu hiệu thiếu dinh dưỡng. Việc tham khảo ý kiến bác sĩ hoặc chuyên gia dinh dưỡng là rất quan trọng để xây dựng thực đơn phù hợp với từng giai đoạn và loại điều trị. Một số bệnh nhân có thể cần bổ sung vitamin hoặc khoáng chất, nhưng tuyệt đối không tự ý dùng thực phẩm chức năng nếu chưa hỏi ý kiến chuyên gia. Với những người gặp khó khăn trong ăn uống, nên chọn thực phẩm mềm, dễ tiêu hóa và tránh các món quá cay, quá nóng hoặc quá lạnh.

Một chế độ ăn cân bằng, giàu dinh dưỡng và phù hợp với tình trạng sức khỏe sẽ giúp bệnh nhân ung thư có thêm sức mạnh để vượt qua điều trị và cải thiện chất lượng sống lâu dài.

7.3. DINH DƯỠNG CHO BỆNH NHÂN HÓA TRỊ

Hóa trị là phương pháp điều trị ung thư sử dụng thuốc hoá trị để tiêu diệt các tế bào ung thư, nhưng đồng thời cũng có thể ảnh hưởng đến các tế bào khỏe mạnh, đặc biệt là những tế bào trong đường tiêu hóa.

Điều này khiến bệnh nhân dễ gặp phải buồn nôn, nôn, chán ăn, tiêu chảy hoặc thay đổi vị giác. Vì vậy, một chế độ dinh dưỡng hợp lý đóng vai trò quan trọng trong việc duy trì năng lượng, hạn chế tác dụng phụ và hỗ trợ phục hồi trong suốt quá trình điều trị.

Bệnh nhân hóa trị cần đảm bảo đủ năng lượng và dưỡng chất, vì việc giảm cảm giác thèm ăn rất dễ dẫn đến sụt cân nhanh chóng. Protein là dưỡng chất quan trọng nhất giúp sửa chữa mô bị tổn thương và tăng cường hệ miễn dịch. Các nguồn protein chất lượng cao như thịt gà, cá, trứng, sữa ít béo, đậu và đậu phụ nên được ưu tiên trong mỗi bữa ăn. Bên cạnh đó, uống đủ nước mỗi ngày giúp duy trì cân bằng điện giải, bảo vệ chức năng thận và giảm tác dụng phụ của thuốc hóa trị.

Đối với những bệnh nhân khó ăn hoặc hay buồn nôn, việc chia nhỏ bữa ăn thành 5-6 bữa nhỏ trong ngày giúp dạ dày dễ chịu hơn và cải thiện khả năng hấp thu. Người bệnh cũng nên chọn thực phẩm dễ tiêu hóa, tránh những món ăn nhiều dầu mỡ hoặc quá cay nóng.

Những thực phẩm nên được ưu tiên bao gồm các nguồn protein tốt (thịt nạc, cá, trứng, đậu phụ), rau củ quả giàu vitamin (rau xanh, cà rốt, bí đỏ, quả mọng, chuối, táo), ngũ cốc nguyên hạt (gạo lứt, yến mạch, quinoa), và các chất béo lành mạnh như dầu olive, dầu hạt lanh, quả bơ và các loại hạt. Các thực phẩm giàu chất chống oxy hóa như quả mọng, cà chua, rau xanh hoặc trà xanh giúp hỗ trợ hệ miễn dịch và giảm viêm.

Ngược lại, người bệnh nên tránh các thực phẩm chiên rán hoặc quá nhiều dầu mỡ, vì chúng khó tiêu và dễ gây buồn nôn. Đồ ăn nhanh, thực phẩm chế biến sẵn chứa nhiều muối và chất béo xấu cũng cần hạn chế. Các món quá cay, nóng có thể kích ứng dạ dày và thực quản, làm triệu chứng buồn nôn nặng hơn. Rượu bia và caffeine có thể gây mất nước, trong khi những thực phẩm có mùi mạnh có thể kích thích buồn nôn ở bệnh nhân nhạy cảm.

Một chế độ ăn lành mạnh, đơn giản và phù hợp với khẩu vị của từng bệnh nhân sẽ giúp cơ thể có thêm sức mạnh để vượt qua hóa trị. Khi có bất kỳ khó khăn nào trong ăn uống, bệnh nhân nên trao đổi với bác sĩ hoặc chuyên gia dinh dưỡng để được hỗ trợ và điều chỉnh kịp thời.

7.4. CHẾ ĐỘ DINH DƯỠNG CHO BỆNH NHÂN SAU KHI PHẪU THUẬT:

Phẫu thuật chữa ung thư là một bước quan trọng trong quá trình điều trị, và chế độ dinh dưỡng sau phẫu thuật đóng vai trò then chốt trong việc giúp cơ thể phục hồi nhanh chóng, tăng cường hệ miễn dịch và hạn chế biến chứng.

Sau phẫu thuật, cơ thể cần nhiều năng lượng và dưỡng chất hơn bình thường để sửa chữa mô tổn thương, lành vết mổ và phục hồi sức mạnh. Do đó, bệnh nhân cần chú trọng một chế độ ăn đầy đủ, cân đối và phù hợp với tình trạng sức khỏe.

Trong giai đoạn này, protein là dưỡng chất quan trọng nhất. Protein chất lượng cao từ thịt nạc, cá, trứng, đậu phụ và sữa ít béo sẽ giúp tái tạo mô, lành vết thương nhanh hơn và hỗ trợ hệ miễn dịch. Bệnh nhân cũng cần uống đủ nước mỗi ngày để duy trì điện giải, giảm nguy cơ táo bón và hỗ trợ chức năng thận — điều rất quan trọng sau phẫu thuật. Với những người bị phẫu thuật vùng bụng hoặc có khó nuốt, việc chia nhỏ bữa ăn thành nhiều bữa nhỏ trong ngày sẽ giúp dễ tiêu hóa, giảm áp lực lên dạ dày và tăng khả năng hấp thu.

Các thực phẩm nên được ưu tiên bao gồm rau củ quả tươi, giàu vitamin và chất chống oxy hóa như cải bó xôi, cà rốt, bí đỏ, quả mọng, táo và chuối. Ngũ cốc nguyên hạt như gạo lứt, yến mạch và quinoa cung cấp năng lượng bền vững và chất xơ hỗ trợ tiêu hóa. Chất béo lành mạnh từ dầu olive, dầu hạt lanh, quả bơ và các loại hạt giúp tăng năng lượng mà không gây viêm. Những món súp và cháo nhẹ nhàng rất thích hợp cho bệnh nhân sau phẫu thuật vì dễ ăn, dễ tiêu hóa và có thể bổ sung đầy đủ dưỡng chất nếu chế biến đúng cách.

Ngược lại, bệnh nhân nên tránh thực phẩm chiên rán, đồ ăn nhanh và các thực phẩm chế biến sẵn vì chúng chứa nhiều muối, đường và chất béo không lành mạnh, dễ gây đầy bụng và khó tiêu. Các món cay, nóng, rượu bia và caffeine có thể kích ứng dạ dày, gây khó chịu và làm chậm quá trình hồi phục. một số bệnh nhân sau phẫu thuật còn trở nên nhạy cảm với mùi, nên cần tránh các thực phẩm có mùi nồng hoặc mạnh.

Trong suốt quá trình hồi phục, bệnh nhân nên theo dõi cân nặng để đảm bảo không bị giảm cân quá mức. Trao đổi thường xuyên với bác sĩ hoặc chuyên gia dinh dưỡng sẽ giúp điều chỉnh chế độ ăn phù hợp với từng loại phẫu thuật và tình trạng sức khỏe. Một số người có thể cần bổ sung vitamin hoặc khoáng chất, nhưng cần có chỉ định chuyên môn trước khi sử dụng. Nếu gặp các tác dụng phụ như buồn nôn, tiêu chảy, táo bón hoặc viêm miệng, thực đơn cần được điều chỉnh để giảm triệu chứng và bảo đảm đủ dinh dưỡng.

Một chế độ ăn hợp lý, đầy đủ năng lượng, protein và chất lỏng sẽ giúp bệnh nhân phục hồi tốt hơn, tăng sức đề kháng và cải thiện chất lượng sống sau phẫu thuật ung thư.

7.5. TÀI LIỆU THAM KHẢO

Sách tham khảo

1. "Anticancer: A New Way of Life" của Dr. David Servan-Schreiber

    - Sách này trình bày các nguyên tắc dinh dưỡng và lối sống để phòng ngừa và hỗ trợ điều trị ung thư, dựa trên nghiên cứu khoa học và kinh nghiệm cá nhân của tác giả.

2. "The Cancer-Fighting Kitchen: Nourishing, Big-Flavor Recipes for Cancer Treatment and Recovery" của Rebecca Katz và Mat Edelson

    - Cuốn sách này cung cấp các công thức nấu ăn giàu dinh dưỡng, phù hợp cho bệnh nhân ung thư trong quá trình điều trị và phục hồi.

3. "Eating Well Through Cancer: Easy Recipes & Recommendations During & After Treatment" của Holly Clegg và Gerald Miletello

    - Cuốn sách cung cấp các công thức dễ làm và các khuyến nghị dinh dưỡng cho bệnh nhân ung thư trong quá trình điều trị và sau khi điều trị.

Tài liệu và Hướng dẫn từ Tổ chức Y tế

1. American Cancer Society (ACS)
    - Website: cancer.org
    - ACS cung cấp nhiều tài liệu hướng dẫn về dinh dưỡng và lối sống cho bệnh nhân ung thư, bao gồm các công thức nấu ăn, lời khuyên về dinh dưỡng và cách duy trì sức khỏe tổng thể.
2. National Cancer Institute (NCI)
    - Website: cancer.gov
    - NCI cung cấp thông tin chi tiết về chế độ dinh dưỡng và dinh dưỡng cho bệnh nhân ung thư, cũng như các hướng dẫn về cách quản lý các tác dụng phụ của điều trị ung thư.
3. American Institute for Cancer Research (AICR)
    - Website: aicr.org
    - AICR cung cấp nhiều nghiên cứu và tài liệu về mối quan hệ giữa dinh dưỡng và ung thư, cùng với các khuyến nghị dinh dưỡng cho bệnh nhân ung thư.

Bài viết và Nghiên cứu

1. "Nutrition and Physical Activity Guidelines for Cancer Survivors" trên tạp chí CA: A Cancer Journal for Clinicians
   - Bài viết này cung cấp các hướng dẫn chi tiết về dinh dưỡng và hoạt động thể chất cho người sống sót sau ung thư, dựa trên nghiên cứu khoa học mới nhất.
2. "Dietary Interventions in Cancer: Current Clinical Evidence and Future Directions" trên tạp chí Nutrients
   - Bài viết này thảo luận về các can thiệp dinh dưỡng trong điều trị ung thư, bao gồm các bằng chứng lâm sàng và hướng nghiên cứu tương lai.

Trang web và Blog

1. Cook for Your Life
   - Website: cookforyourlife.org
   - Trang web này cung cấp nhiều công thức nấu ăn và lời khuyên dinh dưỡng cho bệnh nhân ung thư, do các chuyên gia dinh dưỡng và đầu bếp chuyên nghiệp biên soạn.
2. Oncology Nutrition (Academy of Nutrition and Dietetics)
   - Website: oncologynutrition.org
   - Cung cấp thông tin về dinh dưỡng trong ung thư, bao gồm các bài viết, công thức nấu ăn và các tài liệu hướng dẫn từ các chuyên gia dinh dưỡng.

Hướng dẫn từ chuyên gia dinh dưỡng

- Hiệp hội Dinh dưỡng Việt Nam (VDS)
  - Cung cấp tài liệu và hướng dẫn về chế độ dinh dưỡng cho bệnh nhân ung thư, phù hợp với thực phẩm và thói quen ăn uống tại Việt Nam.

PHẦN 3

CHỌN CHẾ ĐỘ DINH DƯỠNG VÀ CHUYÊN GIA DINH DƯỠNG

Chương 8: Hiểu để chọn chế độ dinh dưỡng phù hợp

8.1. QUÝ VỊ CẦN HIỂU RÕ CƠ THỂ MÌNH

Hiểu rõ cơ thể mình là bước đầu tiên quan trọng để chọn chế độ dinh dưỡng phù hợp, giúp duy trì sức khỏe, phòng ngừa bệnh tật và tăng cường chất lượng cuộc sống. Chúng ta không nhất thiết phải ăn uống giống người khác để khỏe mạnh. Mỗi người có cơ địa, lối sống, tình trạng sức khỏe và mục tiêu dinh dưỡng khác nhau, do đó, việc chọn chế độ dinh dưỡng phù hợp cần dựa trên những yếu tố này.

Mời quý vị xem lại phần 1, các khái niệm cơ bản về dinh dưỡng để hiểu về các chỉ số nhân trắc, chỉ số GI, GL, và đọc nhãn dinh dưỡng.

8.2. TÌM CHẾ ĐỘ DINH DƯỠNG PHÙ HỢP

Việc chọn một chế độ dinh dưỡng phù hợp không chỉ dựa trên sở thích ăn uống của quý vị mà còn phụ thuộc vào tuổi tác, giới tính, tình trạng sức khỏe và mục tiêu cá nhân của mỗi người.

Tuổi tác là yếu tố quan trọng vì nhu cầu dinh dưỡng thay đổi theo từng giai đoạn cuộc đời: trẻ em cần nhiều dưỡng chất để phát triển; người trưởng thành cần năng lượng để duy trì hoạt động hằng ngày; trong khi người cao tuổi cần chế độ ăn dễ tiêu, giàu vitamin và khoáng chất để duy trì sức mạnh cơ bắp và hệ miễn dịch. Giới tính cũng ảnh hưởng đến nhu cầu dinh dưỡng, vì nam giới thường cần nhiều năng lượng hơn nữ giới do khối lượng cơ bắp lớn hơn và tốc độ chuyển hóa khác nhau.

Mức độ hoạt động thể chất quyết định lượng calo mà cơ thể cần mỗi ngày. Người ít vận động cần ít năng lượng hơn so với người thường xuyên tập thể dục hoặc vận động mạnh. Hiểu rõ mình vận động ở mức nào giúp chúng ta điều chỉnh chế độ ăn uống thích hợp, tránh thừa năng lượng dẫn đến tăng cân hoặc thiếu năng lượng gây mệt mỏi. Bên cạnh đó, tình trạng sức khỏe cũng đóng vai trò quan trọng. Những người mắc bệnh mạn tính như tiểu đường, bệnh tim, bệnh thận hoặc người có dị ứng thực phẩm cần chế độ ăn riêng biệt để kiểm soát bệnh và phòng ngừa biến chứng.

Mỗi cá nhân cũng có mục tiêu sức khỏe khác nhau. Người muốn giảm cân cần chế độ ăn ít calo, giàu protein, nhiều rau xanh và hạn chế carbohydrate tinh chế. Người cần tăng cân lành mạnh có thể tăng cường calo và protein từ các nguồn sạch như cá, thịt nạc, trứng, các loại hạt và sữa. Nếu mục tiêu là duy trì cân nặng hiện tại, một chế độ ăn cân bằng — đầy đủ carbohydrate phức hợp, protein, chất béo lành mạnh, vitamin và khoáng chất — là lựa chọn tối ưu.

Cuối cùng, thói quen ăn uống và sở thích cá nhân cần được xem xét khi xây dựng chế độ dinh dưỡng. Một chế độ ăn khoa học nhưng quá khắt khe hoặc không phù hợp khẩu vị sẽ khó duy trì lâu dài. Việc ăn uống lành mạnh nên đi kèm với việc hạn chế thức ăn nhanh, nước ngọt, đồ ăn chế biến sẵn và ưu tiên thực phẩm tươi, tự nhiên. Điều quan trọng nhất là chọn chế độ dinh dưỡng phù hợp với bản thân, một chế độ mà quý vị có thể duy trì đều đặn mỗi ngày để đạt được sức khỏe tốt trong dài hạn.

8.3. CÁC BƯỚC ĐỂ CÓ DINH DƯỠNG PHÙ HỢP

Để xây dựng một chế độ dinh dưỡng phù hợp và duy trì sức khỏe lâu dài, trước hết quý vị cần đánh giá tình trạng sức khỏe và dinh dưỡng cơ thể một cách chính xác.

Điều này bao gồm việc kiểm tra chỉ số BMI, tỷ lệ mỡ cơ thể, mức độ vận động hằng ngày và các chỉ số sức khỏe quan trọng như đường huyết, HbA1c và cholesterol. Quý vị nên ghi lại cân nặng mỗi tuần để theo dõi xu hướng tăng hoặc giảm, đồng thời kiểm tra định kỳ các chỉ số máu để biết cơ thể đang thay đổi theo hướng tích cực hay tiêu cực. Quý vị cũng lên cuộc hẹn gặp bác sĩ thường xuyên.

Bên cạnh việc tự theo dõi, tư vấn chuyên gia cũng là bước quan trọng. Bác sĩ gia đình và chuyên gia dinh dưỡng sẽ giúp quý vị đánh giá sức khỏe tổng quát, phát hiện sớm bệnh mạn tính và điều chỉnh thuốc men cho phù hợp. Việc gặp bác sĩ thường xuyên cũng giúp tối ưu hóa điều trị, giảm tác dụng phụ của thuốc và đảm bảo chế độ dinh dưỡng không gây ảnh hưởng đến bệnh nền.

Sau khi nắm rõ tình trạng cơ thể, quý vị có thể lập kế hoạch dinh dưỡng phù hợp. Khi đi chợ hoặc chọn món, hãy đảm bảo đủ các nhóm thực phẩm thiết yếu gồm carbohydrate phức hợp, protein chất lượng cao, chất béo lành mạnh, vitamin và khoáng chất. Việc xây dựng thực đơn hằng ngày hoặc hằng tuần sẽ giúp bữa ăn trở nên cân đối, đa dạng và dễ duy trì lâu dài.

Cuối cùng, điều quan trọng nhất là theo dõi và điều chỉnh. Cơ thể mỗi người phản ứng khác nhau với từng loại thực phẩm, vì vậy quý vị cần lắng nghe cơ thể mình. Nếu thấy tăng cân, mệt mỏi, đầy bụng, đường huyết tăng hoặc cholesterol thay đổi, hãy điều chỉnh lại thực đơn và trao đổi với bác sĩ. Việc theo dõi liên tục và điều chỉnh linh hoạt sẽ giúp quý vị đạt được sức khỏe tối ưu và duy trì chế độ dinh dưỡng một cách bền vững.

8.4. CÁC YẾU TỐ ẢNH HƯỞNG CHUYỂN HÓA THỨC ĂN

Mỗi người tiêu hóa và chuyển hóa thức ăn theo một cách khác nhau, và điều này chịu ảnh hưởng bởi nhiều yếu tố sinh học và lối sống. Yếu tố di truyền đóng vai trò quan trọng nhất. Gen quyết định loại và lượng enzyme mà cơ thể tạo ra để tiêu hóa thức ăn. Một số người bẩm sinh thiếu hoặc giảm hoạt động một số enzyme tiêu hóa, khiến họ dễ bị đầy hơi, tiêu chảy hoặc khó tiêu khi ăn những thực phẩm nhất định. Di truyền cũng ảnh hưởng đến tốc độ chuyển hóa cơ bản (BMR) — lượng năng lượng cơ thể tiêu thụ khi nghỉ ngơi. Người có BMR thấp thường dễ tăng cân hơn dù ăn uống giống người khác.

Bên cạnh di truyền, hệ vi sinh đường ruột của mỗi người là độc nhất và có vai trò hết sức quan trọng. Hàng tỷ vi khuẩn trong ruột giúp phân giải thức ăn, tạo vitamin và bảo vệ hệ miễn dịch. Sự khác biệt trong hệ vi sinh này khiến mỗi người có khả năng tiêu hóa và hấp thu dinh dưỡng khác nhau. Một số người có hệ vi sinh "thân thiện" giúp tiêu hóa tốt và chuyển hóa nhanh hơn, trong khi người khác dễ bị đầy bụng, khó tiêu hoặc rối loạn tiêu hóa.

Tuổi tác và giới tính cũng ảnh hưởng đáng kể. Khi lớn tuổi, khối lượng cơ bắp giảm và hormone thay đổi khiến quá trình chuyển hóa chậm lại, cơ thể tiêu thụ ít năng lượng hơn. Nam giới và nữ giới có sự khác biệt về hormone, đặc biệt là testosterone và estrogen, dẫn đến sự khác biệt trong cách chuyển hóa chất béo và carbohydrate.

Tình trạng sức khỏe tổng thể là yếu tố quan trọng khác. Những bệnh lý như tiểu đường, bệnh celiac, hội chứng ruột kích thích (IBS), bệnh tuyến giáp hay viêm dạ dày có thể làm rối loạn quá trình chuyển hóa thức ăn. Dị ứng hoặc không dung nạp thực phẩm — như không dung nạp lactose hoặc gluten — cũng gây khó tiêu và kém hấp thu dinh dưỡng. Ngay cả sức khỏe răng miệng cũng tác động trực tiếp đến dinh dưỡng: sâu răng, viêm nha chu hoặc đau răng khiến bệnh nhân ăn ít đi, nhai kém và từ đó giảm khả năng hấp thu chất dinh dưỡng.

Cuối cùng, lối sống đóng vai trò rất quan trọng. Người vận động thường xuyên có quá trình chuyển hóa nhanh hơn, đốt cháy năng lượng hiệu quả hơn so với người ít vận động. Chế độ ăn uống hằng ngày — loại thực phẩm, cách chế biến và lượng thức ăn tiêu thụ — cũng ảnh hưởng trực tiếp đến cách cơ thể phân giải và hấp thu năng lượng.

Hiểu rõ những yếu tố này giúp mỗi người lựa chọn chế độ dinh dưỡng và lối sống phù hợp với cơ thể mình để đạt được sức khỏe tối ưu.

8.5. TÂM LÝ GIÚP CHÚNG TA HẤP THU DINH DƯỠNG TỐT HƠN

Kiểm soát căng thẳng là một phần quan trọng trong việc duy trì chế độ dinh dưỡng lành mạnh. Khi căng thẳng kéo dài, cơ thể dễ rơi vào tình trạng thèm ăn đồ ngọt, đồ chiên hoặc các thực phẩm không lành mạnh, từ đó gây tăng cân và rối loạn tiêu hóa. Thực hành các kỹ thuật thư giãn như thiền, yoga, hít thở sâu, hoặc tham gia các hoạt động yêu thích có thể giúp cải thiện tâm lý và hỗ trợ hệ tiêu hóa hoạt động ổn định hơn. Một tinh thần thoải mái giúp quý vị ăn ngon miệng, cảm nhận đầy đủ mùi vị của thức ăn và giảm nguy cơ mắc các bệnh lý liên quan đến stress như hội chứng ruột kích thích (IBS).

Hình thành thói quen ăn uống tích cực cũng rất quan trọng. Thay vì ăn theo cảm xúc, hãy cố gắng duy trì thời gian ăn uống đều đặn, ăn chậm và thưởng thức từng món ăn. Điều này không chỉ cải thiện tâm trạng mà còn giúp hệ tiêu hóa làm việc hiệu quả hơn. Ăn uống cùng gia đình và bạn bè cũng tạo ra sự vui vẻ, kết nối xã hội và khuyến khích lựa chọn thực phẩm lành mạnh hơn.

Một cơ thể khỏe mạnh sẽ hấp thu dinh dưỡng tốt hơn. Hoạt động thể chất thường xuyên như đi bộ, chạy bộ, bơi lội hoặc tập gym giúp duy trì cân nặng hợp lý, tăng khối lượng cơ bắp và cải thiện chức năng tiêu hóa. Bên cạnh đó, giấc ngủ đủ và chất lượng là yếu tố thiết yếu để giữ cân bằng hormone và hỗ trợ quá trình chuyển hóa năng lượng. Thiếu ngủ dễ khiến cơ thể mệt mỏi, tăng cảm giác thèm ăn và ảnh hưởng xấu đến tiêu hóa.

Kiểm tra sức khỏe định kỳ giúp phát hiện sớm các vấn đề tiềm ẩn và điều chỉnh chế độ dinh dưỡng cho phù hợp. Việc theo dõi các chỉ số như đường huyết, huyết áp và cholesterol giúp bác sĩ đánh giá hiệu quả của chế độ ăn và đưa ra khuyến nghị kịp thời. Ngoài ra, sức khỏe răng miệng cũng không thể bỏ qua — răng miệng khỏe giúp quý vị nhai nuốt tốt hơn, cải thiện hấp thu dinh dưỡng. Các bệnh lý răng miệng như viêm nha chu còn làm tăng nguy cơ bệnh tim mạch và đột quỵ, do đó nên khám răng định kỳ để giữ sức khỏe toàn diện.

8.6. TÀI LIỆU THAM KHẢO

1. Tài liệu về dinh dưỡng tổng quát & cá thể hóa dinh dưỡng

- Academy of Nutrition and Dietetics. *Evidence-Based Nutrition Practice Guidelines.* 2020.
- Hu FB. "Diet and lifestyle determinants of weight gain and obesity." *N Engl J Med.* 2011.
- Institute of Medicine. *Dietary Reference Intakes for Energy, Carbohydrate, Fiber, Fat, Fatty Acids, Cholesterol, Protein, and Amino Acids.* National Academies Press; 2005.
- US Department of Health and Human Services & USDA. *Dietary Guidelines for Americans 2020-2025.*

2. Tài liệu về chuyển hóa năng lượng (BMR), tuổi tác & giới tính

- Roberts SB, Rosenberg I. "Nutrition and aging: changes in metabolism and body composition." *Annu Rev Nutr.* 2006.
- Speakman JR, Selman C. "Physical activity and resting metabolic rate." *Proc Nutr Soc.* 2003.
- St-Onge MP. "Gender differences in fat metabolism." *Curr Opin Clin Nutr Metab Care.* 2000.

3. Tài liệu về hệ vi sinh đường ruột (Microbiome) và dinh dưỡng

- Sommer F, Bäckhed F. "The gut microbiota — masters of host development and physiology." *Nat Rev Microbiol.* 2013.
- Turnbaugh PJ et al. "A core gut microbiome in obese and lean twins." *Nature.* 2009.
- Valdes AM, Walter J, Segal E, Spector TD. "Role of gut microbiota in nutrition and health." *BMJ.* 2018.

4. Tài liệu về dị ứng & không dung nạp thực phẩm

- Fasano A, Catassi C. "Celiac disease." *N Engl J Med.* 2012.
- Heyman MB. "Lactose intolerance in infants, children, and adolescents." *Pediatrics.* 2006.

5. Tài liệu về bệnh mạn tính và dinh dưỡng cá thể hóa

- AHA/ACC. "Dietary recommendations for cardiovascular disease prevention." *Circulation.* 2014.
- American Diabetes Association. *Standards of Medical Care in Diabetes—2024.*
- National Kidney Foundation. *KDOQI Clinical Practice Guidelines for Nutrition in CKD.*

6. Tài liệu về yếu tố di truyền và enzyme tiêu hóa

- Williams RS, Zimmet P. "Genetic influences on human energy expenditure." *Obes Rev.* 1999.
- Zhu J et al. "Genetic variation and nutrient metabolism." *Adv Nutr.* 2016.

7. Tài liệu về tâm lý, stress & ảnh hưởng đến ăn uống và tiêu hóa

- Crowell MD. "Role of psychosocial stress in functional gastrointestinal disorders." *Gastroenterology.* 2016.
- Dallman MF. "Stress, emotional eating, and metabolic risk." *Physiol Behav.* 2010.
- Mayer EA. "Gut feelings: the emerging biology of gut-brain communication." *Nat Rev Neurosci.* 2011.

8. Tài liệu về hoạt động thể chất & chuyển hóa

- Ross R, Janssen I. "Mobilization of abdominal fat by exercise." *Exerc Sport Sci Rev.* 2001.
- Warburton DE et al. "Health benefits of physical activity." *CMAJ.* 2006.

9. Tài liệu về giấc ngủ & chuyển hóa

- Spiegel K, Knutson K et al. "Sleep loss and metabolic dysfunction." *Lancet.* 2005.
- Taheri S. "The link between short sleep and obesity." *PLoS Med.* 2004.

10. Tài liệu về răng miệng & dinh dưỡng

- Dietrich T et al. "Periodontal disease and risk of cardiovascular disease." *Circulation.* 2017.

Chương 9: Kiểm tra dinh dưỡng online

Ngày nay, thông tin về dinh dưỡng dễ dàng được tiếp cận trên Youtube, Facebook, Online, và nhiều mạng xã hội khác. Tuy nhiên, không phải tất cả thông tin đều chính xác hoặc đáng tin cậy. Dưới đây là các tiêu chí và phương pháp để đánh giá thông tin dinh dưỡng một cách khách quan và khoa học mà Bs Wynn Tran hay nhắc đến:

9.1. NGUỒN CỦA BÀI VIẾT TỪ ĐÂU?

Khi tìm hiểu về dinh dưỡng hay bất kỳ vấn đề sức khỏe nào, điều quan trọng đầu tiên là quý vị phải xem xét nguồn gốc và độ tin cậy của bài viết. Các thông tin từ những tổ chức y tế uy tín như Tổ chức Y tế Thế giới (WHO), Viện Y tế Quốc gia Hoa Kỳ (NIH), Hiệp hội Dinh dưỡng Hoa Kỳ (AND), hoặc các trường đại học lớn thường có độ chính xác cao. Các bài dinh dưỡng trên mạng xã hội để quảng cáo thuốc thường không có nguồn gốc rõ ràng.

Những nguồn này được cập nhật thường xuyên dựa trên các nghiên cứu khoa học mới nhất và trải qua quy trình kiểm duyệt nghiêm ngặt. Bên cạnh đó, các trang web của chính phủ hoặc cơ quan y tế quốc gia cũng là những nguồn cung cấp thông tin đáng tin cậy, vì nội dung được xây dựng bởi những chuyên gia y tế và được kiểm tra kỹ trước khi công bố.

Ngoài nguồn gốc của bài viết, quý vị nên kiểm tra tác giả và chuyên gia đứng sau nội dung. Những thông tin đến từ bác sĩ, chuyên gia dinh dưỡng có bằng cấp chuyên môn rõ ràng hoặc các nhà khoa học trong lĩnh vực y tế sẽ đáng tin cậy hơn so với các bài viết không rõ người viết. Việc xem xét lý lịch chuyên môn, kinh nghiệm và chứng chỉ hành nghề của tác giả giúp đảm bảo thông tin quý vị đang đọc không phải từ nguồn thiếu kiến thức hoặc mang tính chất quảng cáo.

Đồng thời, quý vị cũng nên đánh giá xem bài viết có được biên tập, kiểm duyệt hoặc được tham khảo ý kiến chuyên gia trước khi công bố hay không. Một bài viết được các chuyên gia duyệt thường có nội dung khách quan, chính xác và được trích dẫn từ những nghiên cứu khoa học thực tế.

9.2. KIỂM TRA CHÉO NGUỒN THAM KHẢO

Khi đọc bất kỳ bài viết nào về sức khỏe hay dinh dưỡng, quý vị cần kiểm tra chéo mà bài viết sử dụng qua các trích dẫn. Một bài viết đáng tin cậy thường có trích dẫn rõ ràng từ các nghiên cứu khoa học, tạp chí y khoa hoặc báo cáo của các tổ chức uy tín. Điều quan trọng là kiểm tra xem những nghiên cứu được trích dẫn có được đăng tải trong các tạp chí khoa học có đánh giá phản biện đồng nghiệp (peer-reviewed) hay không. Đây là tiêu chuẩn vàng đảm bảo rằng nghiên cứu đã được các chuyên gia trong ngành xem xét và xác minh tính khoa học trước khi công bố.

Ngoài nguồn tham khảo, quý vị cần xem xét tính cập nhật của thông tin. Dinh dưỡng và y học là những lĩnh vực thay đổi liên tục theo các phát hiện mới, vì vậy bài viết cần ghi rõ ngày phát hành hoặc ngày cập nhật gần nhất. Những trang thông tin y tế uy tín thường cập nhật nội dung định kỳ để phản ánh các khuyến nghị và hướng dẫn mới nhất. Một bài viết quá cũ hoặc không có ngày cập nhật có thể không còn phù hợp với kiến thức hiện tại.

Trong quá trình đánh giá nội dung, quý vị cũng nên xem xét tính chính xác và logic của bài viết. Thông tin khoa học phải có căn cứ, không mơ hồ hoặc chung chung. Tránh những bài viết mang tính giật gân như “giảm 10 kg trong một tuần”, “chữa tiểu đường 100% bằng rau củ", hoặc quảng cáo quá mức về hiệu quả của một loại thực phẩm hay sản phẩm bổ sung — đây thường là dấu hiệu của thông tin kém chất lượng hoặc mang mục đích thương mại.

Một nguyên tắc quan trọng khác là tính minh bạch. Bài viết hoặc nghiên cứu phải công khai mọi xung đột lợi ích. Ví dụ, nếu một giáo sư viết bài khen ngợi công dụng của một sản phẩm dinh dưỡng nhưng chính ông lại được tài trợ bởi công ty sản xuất sản phẩm đó, thì độ tin cậy của nội dung sẽ giảm đáng kể. Người đọc cần cảnh giác với các bài viết được tài trợ, quảng cáo trá hình hoặc mang lợi ích cá nhân cho người viết.

Hiểu rõ cách đánh giá nguồn tham khảo, tính cập nhật, tính chính xác và tính minh bạch của nội dung giúp quý vị chọn lọc được thông tin đúng và an toàn — từ đó đưa ra quyết định dinh dưỡng và chăm sóc sức khỏe chính xác hơn.

9.3. ĐÁNH GIÁ NỘI DUNG CẨN THẬN

Khi đọc một bài viết về dinh dưỡng hay sức khỏe, quý vị cần đánh giá tính chính xác và logic của thông tin.

Nội dung đáng tin cậy phải dựa trên các cơ sở khoa học, có dẫn chứng rõ ràng và không nên quá chung chung, mơ hồ hoặc thiếu căn cứ. Những bài viết đưa ra các cam kết phi thực tế như "giảm 10 kg trong một tuần", "chữa bệnh 100%", hay "chỉ cần ăn loại thực phẩm này là khỏi bệnh" thường là dấu hiệu của thông tin sai lệch hoặc quá mức quảng cáo. Khoa học y khoa luôn có giới hạn, và bất kỳ nội dung nào hứa hẹn kết quả nhanh chóng, thần kỳ đều không đáng tin.

Bên cạnh đó, tính minh bạch của bài viết cũng quan trọng không kém. Quý vị nên xem xét liệu thông tin có bị chi phối bởi lợi ích thương mại hay không. Nếu bài viết liên tục dẫn dắt người đọc đến một sản phẩm cụ thể, đó có thể là quảng cáo trá hình. Các tác giả hoặc nhà nghiên cứu cũng cần công khai các xung đột lợi ích khi công bố thông tin. Ví dụ, nếu một giáo sư viết bài đánh giá hiệu quả của một sản phẩm dinh dưỡng nhưng lại được chính công ty sản xuất tài trợ, thì độ tin cậy của bài viết giảm đáng kể vì có nguy cơ thiếu khách quan. Minh bạch trong mâu thuẫn quyền lợi là yếu tố quan trọng để người đọc đánh giá chất lượng và độ trung thực của nội dung.

Hiểu rõ hai yếu tố này — tính chính xác và tính minh bạch — sẽ giúp quý vị nhận diện được thông tin đáng tin cậy, từ đó lựa chọn chế độ dinh dưỡng và chăm sóc sức khỏe tốt hơn cho bản thân và gia đình.

9.4. HIỂU CÁC LOẠI NGHIÊN CỨU VÀ SỨC MẠNH BẰNG CHỨNG

Trong lĩnh vực dinh dưỡng, các nhà khoa học sử dụng nhiều loại nghiên cứu lâm sàng khác nhau để hiểu rõ hơn mối liên quan giữa chế độ ăn uống và sức khỏe. Mỗi loại nghiên cứu có ưu điểm, hạn chế và mức độ mạnh của bằng chứng khác nhau.

Những nghiên cứu có thiết kế chặt chẽ hơn, như thử nghiệm lâm sàng ngẫu nhiên có kiểm soát (RCT), tổng quan hệ thống (systematic review) và phân tích tổng hợp (meta-analysis), thường mang lại bằng chứng mạnh nhất về mối quan hệ nhân - quả. Tuy nhiên, mỗi loại nghiên cứu đều có vai trò riêng và cần thiết để xây dựng một bức tranh toàn diện, sâu sắc về dinh dưỡng và sức khỏe.

1. Nghiên cứu quan sát (Observational Studies)

• **Nghiên cứu tương lai (Cohort Study):** Nghiên cứu cohort theo dõi một nhóm người trong thời gian dài để xem chế độ ăn uống liên quan thế nào đến sự xuất hiện bệnh tật.

- Ưu điểm: khả năng cung cấp bằng chứng tương đối mạnh về quan hệ nhân - quả và cho phép phân tích nhiều yếu tố nguy cơ cùng lúc.

- Nhược điểm: tốn thời gian và chi phí lớn; dễ bị ảnh hưởng bởi các yếu tố gây nhiễu (confounders).

- Sức nặng bằng chứng: Cao

• **Nghiên cứu hồi cứu (Case-Control Study):** Thiết kế này so sánh nhóm người mắc bệnh với nhóm khỏe mạnh để xác định yếu tố nguy cơ trong quá khứ.

- Ưu điểm: nhanh chóng, ít tốn kém, phù hợp nghiên cứu bệnh hiếm.

- Nhược điểm: dễ bị sai lệch do hồi tưởng (recall bias) và sai lệch chọn mẫu (selection bias).

- Sức nặng bằng chứng: Trung bình

• **Nghiên cứu cắt ngang (Cross-Sectional Study):** Thu thập dữ liệu tại một thời điểm để xem mối liên quan giữa chế độ ăn và tình trạng sức khỏe.

- Ưu điểm: nhanh, chi phí thấp, giúp xác định tỷ lệ mắc bệnh trong cộng đồng.

- Nhược điểm: không xác định được quan hệ nhân - quả; chịu ảnh hưởng của thời điểm khảo sát.

- Sức nặng bằng chứng: Thấp

2. Nghiên cứu thử nghiệm (Interventional Studies)

• **Thử nghiệm lâm sàng ngẫu nhiên kiểm soát** (Randomized Controlled Trials, RCTs). Người tham gia được phân ngẫu nhiên vào nhóm can thiệp hoặc nhóm đối chứng.

- Ưu điểm: là thiết kế mạnh nhất (tiêu chuẩn vàng) để xác định quan hệ nhân - quả; kiểm soát tốt các yếu tố nhiễu.

- Nhược điểm: chi phí cao, phức tạp, đôi khi không phản ánh đúng điều kiện thực tế ngoài đời sống.

- Sức nặng bằng chứng: Rất cao

• **Thử nghiệm chéo (Crossover Trials)**. Người tham gia lần lượt nhận can thiệp và đóng vai trò là nhóm đối chứng của chính họ.

- **Ưu điểm:** giảm sai lệch cá nhân; cần ít mẫu hơn RCT truyền thống.

- **Nhược điểm:** không phù hợp với can thiệp có hiệu ứng lâu dài; thiết kế và phân tích phức tạp.

- **Sức nặng bằng chứng:** Cao

3. Nghiên cứu tổng quan (Systematic Reviews) và phân tích tổng hợp (Meta-Analysis)

• **Tổng quan hệ thống (Systematic Review):** Tổng hợp và đánh giá tất cả các nghiên cứu có sẵn về một chủ đề.

- **Ưu điểm:** cung cấp cái nhìn toàn diện; giảm sai lệch; có giá trị cao trong thực hành y khoa.

- **Nhược điểm:** phụ thuộc vào chất lượng của các nghiên cứu được đưa vào; có thể bị ảnh hưởng bởi sai lệch công bố (publication bias).

- **Sức nặng bằng chứng:** Rất cao

• **Phân tích tổng hợp (Meta-Analysis).** Kết hợp kết quả từ nhiều nghiên cứu để đưa ra ước lượng chính xác hơn.

- **Ưu điểm:** tăng cường sức mạnh thống kê và độ chính xác.

- **Nhược điểm:** chất lượng phụ thuộc tính đồng nhất của các nghiên cứu; dễ sai lệch nếu nguồn dữ liệu không đồng bộ.

- **Sức nặng bằng chứng:** Rất cao

4. Nghiên cứu dinh dưỡng cộng đồng (Community-Based Nutrition Studies)

Dùng để đánh giá hiệu quả của những chương trình can thiệp dinh dưỡng trong cộng đồng.

- **Ưu điểm:** phản ánh thực tế; có thể triển khai rộng rãi.

- **Nhược điểm:** khó kiểm soát yếu tố nhiễu; duy trì can thiệp lâu dài là thách thức.

- **Sức nặng bằng chứng:** Trung bình đến cao, tùy thiết kế.

5. Nghiên cứu dinh dưỡng thực địa (Field Studies)

Được thực hiện trong môi trường tự nhiên, nhằm đánh giá tác động của dinh dưỡng trong điều kiện đời sống thực tế.

- **Ưu điểm:** rất gần với thực tế cuộc sống.

- **Nhược điểm:** khó kiểm soát yếu tố gây nhiễu; tốn thời gian và chi phí.

- **Sức nặng bằng chứng:** Trung bình

Tóm tắt mức độ mạnh của bằng chứng khoa học:

Dựa vào đây, quý vị có thể biết các nghiên cứu dinh dưỡng có mạnh hay không.

- Rất cao: Các loại nghiên cứu dinh dưỡng RCTs, Systematic Reviews, Meta-Analysis
- Cao: Các loại nghiên cứu dinh dưỡng Cohort Studies, Crossover Trials
- Trung bình đến cao: Các loại nghiên cứu dinh dưỡng Community Intervention Studies
- Trung bình: Các loại nghiên cứu dinh dưỡng Case-Control Studies, Field Studies
- Thấp: Các loại nghiên cứu dinh dưỡng Cross-Sectional Studies

9.5. XEM CÁC BÌNH LUẬN VÀ ĐÁNH GIÁ TỪ CỘNG ĐỒNG

Ngoài việc xem xét độ tin cậy của nguồn thông tin và tác giả, quý vị cũng nên tham khảo phản hồi từ người dùng để có cái nhìn toàn diện hơn. Đôi khi các phản biện độc lập có trích dẫn các nguồn tin cậy có thể giúp quý vị đánh giá bài dinh dưỡng chính xác hơn. Đọc các đánh giá, nhận xét hoặc trải nghiệm thực tế từ những người đã từng áp dụng chế độ dinh dưỡng hay theo dõi thông tin từ nguồn đó giúp quý vị đánh giá phần nào độ tin cậy và tính hữu ích của nội dung. Tuy nhiên, các ý kiến cá nhân chỉ mang tính tham khảo, không thể thay thế bằng chứng khoa học.

Bên cạnh đó, tham gia các diễn đàn và cộng đồng dinh dưỡng có thể mang lại nhiều góc nhìn giá trị. Những cộng đồng này cho phép quý vị trao đổi kinh nghiệm, đặt câu hỏi, chia sẻ thắc mắc và học hỏi từ những người có cùng mối quan tâm. Tuy nhiên, quý vị cũng cần thận trọng vì không phải tất cả thành viên trong các nhóm này đều có chuyên môn, nên thông tin cần được cân nhắc kỹ trước khi áp dụng.

Cuối cùng, việc kiểm tra đa nguồn là nguyên tắc vàng để xác thực thông tin về sức khỏe. Nếu một thông tin dinh dưỡng được nhiều tổ chức uy tín và nhiều nguồn độc lập xác nhận, mức độ tin cậy sẽ cao hơn. Ngược lại, nếu chỉ một nguồn đơn lẻ đề cập hoặc thông tin mâu thuẫn với các hướng dẫn chính thống, quý vị cần xem xét cẩn trọng. So sánh thông tin từ nhiều nguồn khác nhau giúp đảm bảo nội dung quý vị tham khảo là chính xác, đầy đủ và phù hợp để ứng dụng vào đời sống.

Chương 10: Chuyên gia dinh dưỡng tại Hoa Kỳ

Các chuyên gia dinh dưỡng tại Hoa Kỳ đóng vai trò quan trọng trong việc tư vấn và hướng dẫn chế độ dinh dưỡng hợp lý, giúp duy trì và cải thiện sức khỏe. Dưới đây là thông tin chi tiết về các loại chuyên gia dinh dưỡng (RD/RDN), bác sĩ về dinh dưỡng, HLV sức khỏe (health coach) quá trình đào tạo và những tổ chức uy tín liên quan.

10.1 CHUYÊN GIA DINH DƯỠNG RD/RDN

Trong lĩnh vực dinh dưỡng, điều quan trọng là phân biệt được các loại chuyên gia để chọn đúng người có chuyên môn phù hợp. Registered Dietitian (RD) hoặc Registered Dietitian Nutritionist (RDN) là những chuyên gia dinh dưỡng được đào tạo bài bản nhất và được chứng nhận bởi *Commission on Dietetic Registration (CDR)* của Hiệp hội Dinh dưỡng Hoa Kỳ. Đây là chứng chỉ có tiêu chuẩn cao nhất trong ngành dinh dưỡng, đòi hỏi quá trình đào tạo nghiêm ngặt và liên tục cập nhật kiến thức.

Bên cạnh đó, quý vị lưu ý thuật ngữ hay chuyên gia "nutritionist" lại rộng hơn và không thống nhất về tiêu chuẩn. Ở một số quốc gia, danh hiệu này được quy định chặt chẽ; nhưng tại nhiều nơi khác, bất kỳ ai cũng có thể tự gọi mình là "nutritionist" dù không có chứng nhận chính thức. Vì vậy, khi tìm kiếm tư vấn chuyên môn, quý vị cần phân biệt rõ RD/RDN với các loại "nutritionist" thông thường.

Con đường để trở thành RD hoặc RDN bao gồm nhiều bước đào tạo chặt chẽ. Đầu tiên, ứng viên phải hoàn thành bằng cử nhân từ một trường đại học được công nhận trong lĩnh vực dinh dưỡng hoặc khoa học thực phẩm. Sau đó, họ phải trải qua chương trình thực tập dinh dưỡng lâm sàng (Dietetic Internship) từ 1.200 giờ, làm việc tại bệnh viện, trung tâm y tế, cộng đồng và các cơ sở liên quan. Hoàn thành giai đoạn thực tập, ứng viên phải vượt qua kỳ thi quốc gia do CDR tổ chức để chính thức trở thành RD hoặc RDN. Để duy trì chứng chỉ này, mỗi chuyên gia phải hoàn thành ít nhất 75 giờ đào tạo liên tục trong chu kỳ 5 năm, nhằm cập nhật những bằng chứng mới nhất và bảo đảm năng lực chuyên môn.

Trong ngành dinh dưỡng, có nhiều tổ chức uy tín hỗ trợ cho RD/RDN và cung cấp nguồn tài liệu khoa học đáng tin cậy. Academy of Nutrition and Dietetics (AND) là tổ chức lớn nhất và uy tín nhất tại Hoa Kỳ, cung cấp hướng dẫn, tài nguyên và tiêu chuẩn thực hành cho các chuyên gia dinh dưỡng. Commission on Dietetic Registration (CDR) là cơ quan cấp chứng nhận RD/RDN và quản lý kỳ thi quốc gia cùng các yêu cầu đào tạo liên tục. Ngoài ra, American Society for Nutrition (ASN) là tổ chức khoa học hàng đầu trong nghiên cứu dinh dưỡng, cung cấp tài nguyên học thuật và thông tin chuyên sâu cho các nhà nghiên cứu lẫn chuyên gia thực hành.

Việc tư vấn dinh dưỡng với RD hoặc RDN mang lại nhiều lợi ích rõ rệt. Với kiến thức chuyên sâu và nền tảng khoa học vững chắc, họ có khả năng đánh giá nhu cầu dinh dưỡng cá nhân, xây dựng kế hoạch ăn uống phù hợp và đưa ra các khuyến nghị chứng minh bằng khoa học. RD/RDN còn hỗ trợ quản lý nhiều bệnh lý liên quan đến dinh dưỡng như tiểu đường, bệnh tim mạch, béo phì, bệnh thận và dị ứng thực phẩm. Đối với bệnh nhân có nhiều bệnh nền hoặc nhu cầu dinh dưỡng phức tạp, vai trò của RD/RDN trở nên đặc biệt quan trọng.

Các chuyên gia dinh dưỡng được chứng nhận tại Hoa Kỳ đóng vai trò chủ chốt trong việc cải thiện sức khỏe cộng đồng thông qua tư vấn chính xác, cập nhật và có cơ sở khoa học. Quá trình đào tạo nghiêm túc và yêu cầu học tập liên tục giúp đảm bảo rằng họ có năng lực cần thiết để hướng dẫn cá nhân xây dựng chế độ ăn uống lành mạnh, phù hợp với từng cơ thể và từng tình trạng sức khỏe.

10.2. KHI NÀO QUÝ VỊ NÊN GẶP RD/RDN?

Việc gặp một chuyên gia dinh dưỡng được chứng nhận RD/RDN là lựa chọn tối ưu khi quý vị cần tư vấn dựa trên cơ sở khoa học và được cá nhân hóa theo tình trạng sức khỏe. Chuyên gia RD/RDN không chỉ hiểu rõ dinh dưỡng mà còn được đào tạo về sinh lý học, bệnh học, chuyển hóa, vi sinh đường ruột, dị ứng và dinh dưỡng lâm sàng.

1. Khi quý vị có bệnh lý cần điều chỉnh chế độ ăn uống

- Tiểu đường (Typc 1, Type 2, tiền tiểu đường)
- Cao huyết áp, bệnh tim mạch
- Bệnh thận mạn tính
- Viêm gan, gan nhiễm mỡ
- Rối loạn mỡ máu
- Bệnh viêm ruột (IBD), IBS, celiac
- Béo phì hoặc thiếu cân. Chuyên gia RD/RDN sẽ xây dựng kế hoạch ăn uống trị liệu (Medical Nutrition Therapy - MNT) phù hợp với từng bệnh lý.

2. Khi quý vị có nhu cầu thay đổi cân nặng

- Muốn giảm cân an toàn và bền vững
- Muốn tăng cân lành mạnh
- Cần cải thiện thành phần cơ thể (giảm mỡ, tăng cơ)

Các chuyên gia RD/RDN dựa trên BMR, thành phần cơ thể và mục tiêu cá nhân để thiết kế chế độ ăn phù hợp.

3. Khi mang thai, cho con bú hoặc chuẩn bị mang thai

- Hỗ trợ dinh dưỡng cho thai kỳ
- Tư vấn cho người mẹ cho con bú
- Phòng ngừa thiếu dinh dưỡng và các bệnh liên quan

4. Khi quý vị có dị ứng hoặc không dung nạp thực phẩm

- Không dung nạp lactose
- Dị ứng gluten (celiac)
- Dị ứng đậu phộng, hải sản, trứng
- RD/RDN giúp xây dựng thực đơn vẫn đầy đủ dinh dưỡng nhưng tránh được thực phẩm gây dị ứng.

5. Khi quý vị có vấn đề tiêu hóa hoặc ăn uống

- Chán ăn, biếng ăn
- Rối loạn nuốt
- Hội chứng ruột kích thích
- Buồn nôn sau hóa trị
- Hậu phẫu thuật

6. Khi quý vị muốn cá nhân hóa chế độ dinh dưỡng theo gen hoặc microbiome

Các chuyên gia RD/RDN hiểu các xét nghiệm này và giúp diễn giải kết quả một cách chính xác.

7. Khi quý vị muốn tối ưu sức khỏe tổng thể

- Xây dựng chế độ ăn lâu dài
- Cải thiện năng lượng

- Phòng ngừa bệnh mạn tính
- Tối ưu sức khỏe đường ruột
- Hỗ trợ thể thao hoặc dinh dưỡng vận động

BẢNG SO SÁNH 3 DANH XƯNG KHÁC NHAU: RD - NUTRITIONIST - HEALTH COACH

Tiêu chí	RD / RDN (Registered Dietitian)	Nutritionist	Health Coach
Trình độ & chứng chỉ	Bằng cử nhân dinh dưỡng + 1.200 giờ thực tập lâm sàng + kỳ thi quốc gia (CDR)	Rất khác nhau, nhiều nơi không yêu cầu chứng chỉ	Chứng nhận khoá học 3-12 tháng, không yêu cầu bằng cấp y tế
Quy định pháp lý	Được công nhận & kiểm soát chặt chẽ bởi luật y tế	Nhiều nơi không được quản lý; ai cũng có thể tự gọi là nutritionist	Không được công nhận như chuyên môn y khoa
Kiến thức	Dinh dưỡng lâm sàng, bệnh học, chuyển hóa, vi sinh, điều trị bằng dinh dưỡng	Không đồng nhất; kiến thức tùy thuộc đào tạo	Tập trung vào hành vi, động lực, thay đổi lối sống
Phạm vi hành nghề	Được phép đưa ra kế hoạch trị liệu dinh dưỡng (MNT); làm việc trong bệnh viện, phòng khám	Tư vấn tổng quát, không điều trị bệnh	Hỗ trợ thói quen sống, không được điều trị hoặc kê đơn
Chuyên trị bệnh lý phức tạp	(Tiểu đường, thận, tim, ung thư...)	Không đủ điều kiện	Không đủ điều kiện

Tiêu chí	RD / RDN (Registered Dietitian)	Nutritionist	Health Coach
Tư vấn giảm cân / chế độ ăn đặc biệt	Chính xác, cá nhân hóa dựa trên khoa học	Có thể (không đảm bảo chất lượng)	Tập trung thói quen & động lực
Lợi thế chính	Bằng chứng khoa học, độ tin cậy cao nhất, cá nhân hóa, được đào tạo bài bản	Dễ tiếp cận, đa dạng lựa chọn	Hỗ trợ tinh thần, giúp duy trì thói quen tốt
Hạn chế	Chi phí cao hơn, cần đặt lịch	Chất lượng không đồng đều	Không thể tư vấn y khoa hoặc bệnh lý

10.3. BÁC SĨ CHUYÊN VỀ DINH DƯỠNG

Tại Hoa Kỳ, sinh viên y khoa được tiếp cận kiến thức dinh dưỡng ngay từ những năm đầu thông qua các môn sinh hóa, chuyển hóa năng lượng, y học dự phòng và các module liên quan đến sức khỏe cộng đồng. Khi bước vào lâm sàng, thực tập và nội trú, bác sĩ tiếp tục được tiếp xúc với dinh dưỡng trong quá trình điều trị các bệnh lý thực tế. Tuy nhiên, nhiều nghiên cứu cho thấy rằng phần lớn bác sĩ vẫn thiếu kiến thức chuyên sâu về dinh dưỡng, vì đây là lĩnh vực luôn thay đổi và đòi hỏi cập nhật liên tục. Do đó, bác sĩ phải chủ động học hỏi thông qua các chương trình CME (Continuing Medical Education) hoặc trong quá trình nội trú, nghiên cứu sinh, hội nghị chuyên môn và thực hành lâm sàng hằng ngày.

Một điểm quan trọng là Hiệp hội Chuyên khoa Y khoa Hoa Kỳ (ABMS) hiện không có chuyên khoa dinh dưỡng chính thức. Sau này, một hiệp hội riêng của các bác sĩ quan tâm đến dinh dưỡng mới được thành lập và tổ chức kỳ thi cấp chứng nhận chuyên môn (Board Certification) cho lĩnh vực dinh dưỡng lâm sàng. Tuy nhiên, chứng nhận này không nằm trong hệ thống chuyên khoa chính thức của ABMS, mà được xem là chứng chỉ bổ sung dành cho bác sĩ muốn đào sâu về dinh dưỡng.

Trong thực hành lâm sàng, tùy theo giới tính, tuổi tác và loại bệnh, bệnh nhân có thể được tư vấn dinh dưỡng bởi các bác sĩ ở nhiều chuyên khoa khác nhau:

- Bác sĩ Nội khoa (Internist): Điều trị bệnh nội khoa tổng quát như tiểu đường, tăng huyết áp, rối loạn mỡ máu, béo phì. Đây là nhóm bác sĩ có kiến thức nền rộng về dinh dưỡng trong bệnh mạn tính.
- Bác sĩ Nội tiết - Tiểu đường (Endocrinologist): Chuyên điều trị rối loạn nội tiết, tiểu đường, bệnh tuyến giáp và rối loạn chuyển hóa. Họ có kiến thức sâu về dinh dưỡng liên quan đến đường huyết và hormone.
- Bác sĩ Thận (Nephrologist): Chuyên điều trị suy thận, rối loạn điện giải, cao huyết áp và bệnh thận mạn. Đây là nhóm bác sĩ có kiến thức chuyên sâu về dinh dưỡng hạn chế natri, protein, kali, photpho.
- Bác sĩ Gia đình (Family Doctor): Phụ trách chăm sóc sức khỏe toàn diện từ trẻ em đến người lớn; tư vấn dinh dưỡng cơ bản, phòng bệnh và thay đổi lối sống.
- Bác sĩ Nhi khoa (Pediatrician): Điều trị bệnh trẻ em, đánh giá chậm tăng cân, suy dinh dưỡng, béo phì trẻ em và hướng dẫn dinh dưỡng theo độ tuổi.
- Bác sĩ Lão khoa (Geriatrician): Chuyên chăm sóc người cao tuổi, quản lý nguy cơ suy dinh dưỡng, yếu cơ, loãng xương và các bệnh mạn tính.
- Bác sĩ Ung thư (Oncologist): Có hiểu biết sâu rộng về dinh dưỡng trong điều trị ung thư, bao gồm hỗ trợ ăn uống khi hóa trị, xạ trị và phẫu thuật.

Như vậy, dù không có chuyên khoa dinh dưỡng chính thức trong hệ thống y khoa Hoa Kỳ, kiến thức dinh dưỡng vẫn là phần quan trọng của thực hành lâm sàng. Sự phối hợp giữa bác sĩ và chuyên gia dinh dưỡng (RD/RDN) giúp bệnh nhân nhận được hướng dẫn dinh dưỡng chính xác, khoa học và phù hợp với từng tình trạng bệnh.

10.4. HEALTH COACH (HUẤN LUYỆN VIÊN SỨC KHỎE) LÀ GÌ?

Tại Hoa Kỳ, Health Coach (Huấn luyện viên sức khỏe) không phải là khái niệm mới, nhưng trong những năm gần đây đã trở thành một xu hướng phát triển mạnh tại Việt Nam. Health Coach là những chuyên gia tập trung vào việc hỗ trợ khách hàng đạt được và duy trì sức khỏe tối ưu thông qua cải thiện lối sống, điều chỉnh hành vi và xây dựng thói quen lành mạnh. Họ không điều trị bệnh như bác sĩ, nhưng đóng vai trò quan trọng trong việc giúp khách hàng hình thành chế độ dinh dưỡng phù hợp, tăng cường vận động, quản lý căng thẳng và nâng cao sức khỏe tinh thần.

Vai trò của Health Coach ngày càng được công nhận trong hệ thống chăm sóc sức khỏe, đặc biệt khi nhiều bệnh mạn tính liên quan mật thiết đến lối sống. Một Health Coach tốt có thể hỗ trợ quý vị:

- Tư vấn dinh dưỡng: Hướng dẫn khách hàng lựa chọn thực phẩm lành mạnh và xây dựng chế độ ăn cân đối.
- Hướng dẫn tập luyện: Lên kế hoạch và theo dõi chương trình luyện tập phù hợp với mục tiêu sức khỏe.
- Quản lý căng thẳng: Dạy kỹ thuật thư giãn, thiền, hít thở sâu, mindfulness để giảm stress.
- Thay đổi hành vi: Giúp khách hàng xây dựng thói quen mới và duy trì lối sống lành mạnh.
- Giáo dục sức khỏe: Trang bị kiến thức để khách hàng tự chủ hơn trong việc chăm sóc sức khỏe của chính mình.

Làm sao để trở thành Health Coach?

1. Có trình độ học vấn cơ bản về sức khỏe

Nhiều Health Coach bắt đầu từ nền tảng giáo dục trong các lĩnh vực như dinh dưỡng, thể dục thể thao, tâm lý học, sức khỏe cộng đồng hoặc khoa học hành vi. Một số khác có bằng Y khoa và lựa chọn làm thêm trong lĩnh vực này vì tính linh hoạt, thu nhập ổn định và khả năng tiếp cận nhiều nhóm khách hàng khác nhau. Tại Mỹ, một số bác sĩ còn thi lấy chứng nhận chuyên ngành Health Coaching để mở rộng phạm vi hành nghề.

2. Chứng chỉ chuyên ngành

Để được công nhận trong lĩnh vực này, Health Coach nên có chứng chỉ từ các tổ chức uy tín:

- National Board for Health & Wellness Coaching (NBHWC): Đây là chứng chỉ uy tín nhất tại Hoa Kỳ, yêu cầu hoàn thành khóa đào tạo chuyên sâu (thường ở cấp độ Master) trước khi thi Board Exam.
- International Coach Federation (ICF): Tổ chức quốc tế uy tín cấp chứng chỉ huấn luyện viên chuyên nghiệp, phù hợp cho học viên tại Việt Nam.
- American Council on Exercise (ACE): Cung cấp chứng chỉ Health Coach với chương trình đào tạo toàn diện, dễ tiếp cận cho người mới.

3. Kinh nghiệm thực tế

Nghề Health Coach đòi hỏi kỹ năng giao tiếp, khả năng lắng nghe và hiểu tâm lý khách hàng. Vì vậy, thực hành thực tế là yếu tố cực kỳ quan trọng.

- Thực hành huấn luyện: Làm việc dưới sự giám sát của các bác sĩ hay các Health Coach giàu kinh nghiệm để tích lũy kỹ năng.

- Tham gia hội thảo và hội nghị: Thường xuyên cập nhật kiến thức, kết nối với cộng đồng và học hỏi phương pháp mới.

4. Phát triển kỹ năng chuyên môn

Một Health Coach giỏi cần liên tục rèn luyện kỹ năng, đặc biệt nếu họ không có nền tảng y khoa ban đầu:

- Kỹ năng giao tiếp: Hiểu khách hàng, đặt câu hỏi hiệu quả và truyền đạt rõ ràng.
- Kỹ năng tạo động lực: Khuyến khích khách hàng thay đổi thói quen và vượt qua trở ngại.
- Kỹ năng quản lý thời gian: Lên kế hoạch buổi coaching, theo dõi tiến trình và duy trì tính nhất quán.

Health Coach là cầu nối quan trọng giữa tri thức khoa học và việc áp dụng lối sống lành mạnh vào đời sống thường ngày. Họ không thay thế bác sĩ hay chuyên gia dinh dưỡng (Xem bảng so sánh RD vs Health Coach phía trên), nhưng mang lại giá trị lớn trong thay đổi hành vi, duy trì động lực và xây dựng thói quen sức khỏe bền vững, những yếu tố quyết định thành công trong chăm sóc sức khỏe lâu dài.

10.5 TÀI LIỆU THAM KHẢO

1. Academy of Nutrition and Dietetics (AND). *About Registered Dietitian Nutritionists (RDNs).*
2. Academy of Nutrition and Dietetics. *Pediatric Nutrition Care Manual.*
3. Accreditation Council for Education in Nutrition and Dietetics (ACEND). *Didactic Programs in Dietetics Standards.*
4. Adams KM et al. "Nutrition Education in U.S. Medical Schools." *Acad Med.*

5. AHA/ACC. "Dietary Guidelines and Cardiovascular Risk." *Circulation.*

6. American Board of Physician Nutrition Specialists (ABPNS). *Board Certification in Physician Nutrition Specialists (PNS).*

7. American College of Lifestyle Medicine (ACLM). *Lifestyle Medicine Core Competencies.*

8. American Council on Exercise (ACE). *Health Coach Certification Study Manual.*

9. American Journal of Health Promotion. *Behavior Change Interventions.*

10. American Society for Parenteral and Enteral Nutrition (ASPEN). *Clinical Nutrition Educational Modules.*

11. ASPEN. *Adult Nutrition Care Pathways.*

12. Commission on Dietetic Registration (CDR). *Credentialing Handbook and Requirements.*

13. Crowley J, et al. "Nutrition in Medical Education: A Systematic Review." *Lancet Planet Health.*

14. Evert AB et al. "Nutrition Therapy for Adults With Diabetes." *Diabetes Care.*

15. Freedhoff Y & Hall KD. "Weight Management in Clinical Practice." *Lancet.*

16. Harvard Medical School - CME Programs. *Nutrition & Lifestyle Medicine Courses.*

17. Harvard T.H. Chan School of Public Health. *Understanding Types of Nutrition Professionals.*

18. Hensrud DD. "Clinical Nutrition in Medical Practice." *Mayo Clinic Proceedings.*

19. International Coaching Federation (ICF). *Core Competencies for Health and Wellness Coaches.*

20. Interprofessional Education Collaborative. *Nutrition Care in Clinical Practice.*

21. Kushner RF, Kahan S. "Obesity, Nutrition, and Medical Education." *N Engl J Med.*

22. Lyles T. "Difference Between Dietitian and Nutritionist." *Mayo Clinic Health System.*

23. Miller WR & Rollnick S. Motivational Interviewing: *Helping People Change.*

24. National Board for Health & Wellness Coaching (NBHWC). *Scope of Practice and Board Certification Guidelines.*

25. National Kidney Foundation (NKF). *KDOQI Clinical Practice Guidelines for Nutrition in CKD.*

26. Prochaska & DiClemente. *Stages of Change Model.*

27. U.S. Bureau of Labor Statistics. *Dietitians and Nutritionists - Occupational Outlook Handbook.*

28. Wolever RQ et al. "A systematic review of health coaching for chronic disease management." *Patient Education and Counseling.*

29. Wolever RQ et al. "Health Coaching Strategies for Health Behavior Change." *American Journal of Lifestyle Medicine.*

30. Wylie-Rosett J, et al. "Nutrition Certification and Credentialing: Registered Dietitians as Leaders in Nutrition Care." *J Acad Nutr Diet.*

PHẦN 4

THỰC PHẨM CHỨC NĂNG, DINH DƯỠNG TỪ KHU VƯỜN, VÀ DINH DƯỠNG THỨC UỐNG

"Trồng rau làm vườn có thể chữa bệnh cho mình."

Chương 11: Thực phẩm chức năng

Mỗi ngày, hàng trăm ngàn quảng cáo xung quanh chúng ta về các loại thảo dược, các loại nhân sâm, các thức uống hỗ trợ, thực phẩm chức năng để cải thiện sức khỏe và chữa trị bệnh. Chương này tôi viết một số loại thực phẩm chức năng (TPCN), có tác dụng phụ khi dùng nhiều, và quan trọng nhất là có bằng chứng khoa học hay không.

Nhìn chung, đa số các loại TPCN đều không có các nghiên cứu đầy đủ. Đa số nghiên cứu về TPCN thường chỉ là nghiên cứu quan sát trên số lượng nhỏ, hay nghiên cứu cận lâm sàng trong phòng thí nghiệm, hay thậm chí chỉ là nghiên cứu trên chuột.

Đa số TPCN đều không được sản xuất đồng nhất nên chất lượng và tạp chất pha lẫn có thể là một vấn đề lớn. Tại Hoa Kỳ, cơ quan FDA không quản lý và theo dõi TPCN nên chất lượng các loại sản phẩm này là một dấu hỏi lớn. Nhiều nghiên cứu chỉ ra chính các tạp chất, chất bảo quản, và cách sản xuất đã làm giảm tính chữa bệnh của các loại vitamin có trong TPCN. Quý vị nên hỏi bác sĩ của mình về TPCN quý vị muốn sử dụng.

11.1. COLLAGEN

Collagen là một trong những loại protein quan trọng nhất của cơ thể chúng ta, chiếm khoảng 30% tổng lượng protein. Đây là thành phần chủ yếu của da, tóc, móng, xương, sụn, gân và dây chằng, giúp duy trì độ đàn hồi, độ săn chắc và cấu trúc bền vững của các mô liên kết. Collagen chứa các axit amin thiết yếu như glycine, proline, hydroxyproline và arginine, đóng vai trò quan trọng trong việc tái tạo mô, phục hồi tổn thương và làm chậm quá trình lão hóa. Chúng ta lấy Collagen từ nhiều nguồn khác nhau.

Một số thực phẩm giàu collagen hoặc giúp cơ thể chúng ta sản xuất collagen: Xương và da động vật: Nước hầm xương (bone broth) từ bò, gà hoặc cá là nguồn collagen tự nhiên giàu dinh dưỡng. Tôi có nói nhiều lần là ăn một tô phở gân bò có rất nhiều dinh dưỡng collage là vì lí do trên. Thịt đặc biệt là phần da, sụn và gân của động vật cũng chưa rất nhiều Collagen. Thị cũng là nguồn protein đáng kể. Da cá và xương cá chứa lượng collagen chất lượng cao, dễ hấp thu hơn collagen từ động vật trên cạn.

Thực phẩm bổ sung hay (TPCN). Collagen hiện được sản xuất phổ biến dưới nhiều dạng như bột collagen: Dễ hòa tan, được chiết xuất từ da hoặc xương động vật. Viên collagen là dạng viên nén hoặc viên nang, tiện dùng. Hay Collagen nước, là dạng dung dịch uống, hấp thu nhanh.

Rau củ cải tuy không chứa collagen trực tiếp, nhưng cung cấp các chất giúp cơ thể sản xuất collagen. Ví dụ như Vitamin C có trong cam, chanh, dâu tây, kiwi. Chúng ta cần vitamin C để tổng hợp collagen. Vitamin cũng có trong rau lá xanh: cải bó xôi, cải xoăn hay các đậu, hạt, các loại quả giàu chất chống oxy hóa.

Trong một số trường hợp, nếu chúng ta không lấy đủ Collagen từ thức ăn hằng ngày. Quý vị có thể dùng thêm Collagen từ bên ngoài. Đây là 3 loại collagen chính.

1. Collagen peptides (Peptide collagen), thường là dạng bột hay viên. Collagen peptides là collagen đã được phân cắt thành các đoạn peptide nhỏ hơn để cơ thể dễ hấp thu hơn.

Ưu điểm loại này là hấp thu tốt do kích thước phân tử nhỏ, it gây rối loạn tiêu hóa hơn collagen nguyên bản, dễ hòa tan vào nước, cà phê, sinh tố, và it mùi, dễ uống. Nhược điểm là quý vị cần sử dụng đều đặn ít nhất 4-8 tuần mới thấy tác dụng và loại này có giá cao hơn collagen nguyên bản. Loại này phù hợp cho người muốn cải thiện da, tóc, móng, khớp với tính tiện lợi cao.

2. Collagen thủy phân (Hydrolyzed collagen) Thực tế collagen thủy phân và collagen peptides thường là cùng một nhóm, nhưng mức độ thủy phân có thể khác nhau. Collagen thủy phân là collagen đã được tách nhỏ bằng enzyme. Đây là dạng phổ biến nhất trong các loại bột collagen hiện nay.

Ưu điểm loại này hấp thu nhanh, tính khả dụng cao, ổn định, dễ bảo quản, có hiệu quả tốt cho da, khớp, tóc. Nhược điểm là không phù hợp cho người dị ứng cá/bò/gà nếu chiết xuất từ nguồn này.

3. Collagen nước (Liquid collagen): Collagen được bào chế dưới dạng dung dịch uống, thường kết hợp thêm vitamin C, biotin, kẽm để tăng hiệu quả. Loại này khá được ưa chuộng hiện nay. Ưu điểm là hấp thu rất nhanh vì đã ở dạng lỏng. Loại này dễ uống, phù hợp cho người không thích uống bột hay viên và có thể chứa thêm dưỡng chất bổ sung. Nhược điểm là giá thường cao hơn nhiều so với dạng bột.

Thời điểm uống collagen

Hiện chưa có bằng chứng khoa học mạnh mẽ chứng minh một thời điểm cụ thể là tối ưu nhất để uống collagen. Tuy nhiên, theo các nghiên cứu và kinh nghiệm lâm sàng, quý vị có thể uống vào buổi sáng hoặc tối.

Uống buổi sáng khi bụng tương đối rỗng vì có thể hấp thụ nhanh hơn, Collagen cũng dễ hòa vào cà phê hoặc nước ấm. Ngoài ra, uống buổi sáng còn tạo thói quen dễ duy trì mỗi ngày.

Uống buổi tối trước khi ngủ: Cơ thể tái tạo mô và da mạnh nhất lúc ngủ. Uống collagen trước ngủ có thể hỗ trợ quá trình tái tạo da tốt hơn, phù hợp cho người dùng collagen để đẹp da - cải thiện nếp nhăn.

Tác dụng phụ của Collagen

Collagen nhìn chung an toàn, nhưng một số người có thể gặp rối loạn tiêu hóa: đầy bụng, chướng hơi hoặc khó tiêu. Quý vị cũng có thể bị dị ứng, đặc biệt với collagen có nguồn gốc từ cá, bò hoặc gà nếu người dùng từng dị ứng. Tăng canxi huyết: một số sản phẩm collagen từ biển có thể chứa nhiều canxi, gây tăng canxi máu khi dùng quá liều.

Ai không nên dùng Collagen?

Quý vị bị dị ứng với cá, bò, gà hoặc nguồn collagen cụ thể. Phụ nữ mang thai hoặc cho con bú: nên hỏi ý kiến bác sĩ trước khi dùng. Người bệnh thận, bệnh gan hoặc rối loạn tiêu hóa mạn tính: cần tư vấn y khoa trước khi bổ sung. Người đang dùng thuốc điều trị: đặc biệt thuốc tim mạch, thuốc chống đông, thuốc nội tiết , vì có nguy cơ tương tác.

11.2. DẦU CÁ OMEGA-3

Dầu cá omega-3 là một trong những thực phẩm bổ sung được nghiên cứu nhiều nhất hiện nay nhờ chứa các axit béo không bão hòa đa quan trọng như EPA (eicosapentaenoic acid) và DHA (docosahexaenoic acid). Đây là những dưỡng chất thiết yếu giúp duy trì sức khỏe tim mạch, chức năng não bộ, thị lực, và giảm viêm trong cơ thể. Một số loại dầu cá còn bổ sung vitamin D, dưỡng chất quan trọng giúp xương chắc khỏe, hỗ trợ miễn dịch và ổn định tâm trạng.

Nguồn của dầu cá Omega-3

Cá béo (tự nhiên giàu EPA và DHA) như Cá hồi, cá thu, cá trích cá mòi, và cá ngừ. Thực phẩm bổ sung như viên nang dầu cá: dạng viên mềm, tiện sử dụng, chứa dầu cá tinh chế. Dầu cá dạng lỏng: uống trực tiếp hoặc pha vào thực phẩm.

Thực vật (chứa ALA - axit alpha-linolenic): ALA phải được chuyển hóa mới thành EPA và DHA, nhưng hiệu suất chuyển hóa chỉ khoảng 5-10% như hạt lanh, hạt chia, quả óc chó, hay dầu hạt cải

Cách sử dụng dầu cá Omega-3

Viên nang dầu cá: quý vị có thể uống 1-2 viên mỗi ngày, tùy hàm lượng EPA/DHA trong sản phẩm, lưu ý nên uống cùng bữa ăn để tăng hấp thu và giảm cảm giác buồn nôn. Dầu cá dạng lỏng có thể uống trực tiếp hoặc pha vào sinh tố, sữa chua, thích hợp cho trẻ em hoặc người khó uống viên nang.

Tác dụng phụ của dầu cá Omega-3

Dầu cá nhìn chung an toàn, nhưng một số người có thể gặp đầy hơi, sình bụng, hay hơi thở có mùi cá. Một số bệnh nhân cảm thấy "ợ cá" hoặc có mùi tanh sau khi dùng dầu cá. Nguy cơ chảy máu là nguy cơ nguy hiểm nhất, khi bệnh nhân có bệnh nền đến máu như bệnh loãng máu hay đang dùng các loại thuốc loãng máu.

Chống chỉ định và lưu ý

Người dị ứng cá hoặc hải sản không nên dùng dầu cá vì có nguy cơ phản ứng dị ứng. Người đang dùng thuốc loãng máu (như warfarin) nên cẩn thận và hỏi ý kiến bác sĩ. Phụ nữ mang thai hoặc cho con bú nên dùng sản phẩm dầu cá chuyên biệt cho thai kỳ và tham khảo bác sĩ sản khoa.Người có rối loạn đông máu hoặc bệnh gan/thận mạn cần tham khảo ý kiến bác sĩ trước khi sử dụng.

11.3. GLUCOSAMINE

Glucosamine là một amino monosaccharide tự nhiên được tìm thấy trong sụn khớp. Nó là một thành phần chính của glycosaminoglycans và glycoproteins, những hợp chất cần thiết cho sự hình thành và sửa chữa mô sụn.

Nguồn thực phẩm tự nhiên chứa glucosamine rất hạn chế. Thông thường, glucosamine được chiết xuất từ vỏ của động vật giáp xác như tôm, cua và tôm hùm. Nó cũng có thể được sản xuất nhân tạo trong phòng thí nghiệm.

Glucosamine là hoạt chất bổ sung phổ biến dùng trong thoái hóa khớp, đặc biệt là khớp gối. Có hai dạng Glucosamine chính trên thị trường là Glucosamine sulfate (GS) và Glucosamine hydrochloride (G-HCl)

Mặc dù cả hai đều chứa glucosamine, nghiên cứu cho thấy glucosamine sulfate có thể mang lại lợi ích tốt hơn, đặc biệt trong việc giảm đau và cải thiện vận động ở bệnh nhân thoái hóa khớp.

Glucosamine sulfate (GS) là dạng có gốc *sulfate (SO4)*. Chất Sulfate là chất quan trọng trong quá trình tổng hợp proteoglycan, thành phần chính của sụn khớp. Nhìn chung, GS dạng này cung cấp cả glucosamine *và* sulfate, giúp hỗ trợ cấu trúc sụn quý vị. Trong khi đó, Glucosamine hydrochloride (G-HCl) có với gốc *chloride (Cl)*, ít vai trò sinh học trong tái tạo sụn. Thông thường, tỷ lệ glucosamine nguyên chất trong G-HCL cao hơn GS, nhưng không chứng minh được hiệu quả lâm sàng cao hơn.

Tác dụng có thể có của Glucosamine.

1. Hỗ trợ sức khỏe khớp: Glucosamine thường được sử dụng như một chất bổ sung để giảm đau và cải thiện chức năng khớp trong các bệnh viêm khớp, đặc biệt là viêm xương khớp (osteoarthritis).
2. Chống viêm:Glucosamine có thể giúp giảm viêm trong các bệnh lý khớp.
3. Sửa chữa và duy trì sụn khớp: Glucosamine có thể giúp kích thích sản xuất chất nhờn và các thành phần cấu tạo sụn, giúp duy trì sức khỏe của sụn khớp.

Bằng chứng khoa học

Các nghiên cứu về hiệu quả của glucosamine đã cho kết quả khác nhau. Một số nghiên cứu lớn và có kiểm soát đã chỉ ra rằng glucosamine có thể giúp giảm triệu chứng đau và cải thiện chức năng khớp ở một số bệnh nhân viêm xương khớp:

1. Nghiên cứu GAIT (Glucosamine/Chondroitin Arthritis Intervention Trial):
    - Đây là một nghiên cứu lớn do Viện Sức khỏe Quốc gia Hoa Kỳ (NIH) tài trợ. Kết quả cho thấy glucosamine và chondroitin không có hiệu quả đáng kể trong việc giảm đau khớp nói chung, nhưng có thể có lợi cho những bệnh nhân bị đau khớp từ trung bình đến nặng.
2. Meta-analysis and systematic reviews:
    - Một số phân tích tổng hợp đã kết luận rằng glucosamine có thể có tác dụng giảm đau và cải thiện chức năng khớp, nhưng hiệu quả không nhất quán và thường nhỏ.

Quý vị nào hạn chế dùng Glucosamine?

Không phải ai cũng phù hợp để sử dụng glucosamine, mặc dù đây là một trong những thực phẩm bổ sung phổ biến cho người bị thoái hóa khớp. Trước hết, những người dị ứng với động vật giáp xác cần tránh hoàn toàn, vì hầu hết các sản phẩm glucosamine trên thị trường được chiết xuất từ vỏ tôm, cua và các loại hải sản vỏ cứng khác; dùng nhầm có thể gây phản ứng dị ứng nghiêm trọng. Người bị tiểu đường cũng cần thận trọng vì một số nghiên cứu cho thấy glucosamine có thể làm thay đổi mức đường huyết; do đó, bệnh nhân tiểu đường nên trao đổi với bác sĩ trước khi bổ sung.

Đối với phụ nữ mang thai và cho con bú, hiện chưa có nghiên cứu đầy đủ đánh giá độ an toàn của glucosamine trong giai đoạn này, vì vậy nên tránh sử dụng để đảm bảo an toàn cho mẹ và bé. Ngoài ra, những người đang dùng thuốc chống đông máu, đặc biệt là warfarin, cần hết sức cẩn trọng vì glucosamine có thể tương tác và làm tăng nguy cơ chảy máu.

11.4. PROTEIN WHEY

Protein whey là một loại protein chất lượng cao được chiết xuất từ sữa. Whey là sản phẩm phụ từ quá trình sản xuất phô mai, chứa tất cả các axit amin thiết yếu và có tốc độ hấp thu nhanh trong cơ thể.

Trong một khẩu phần whey protein (khoảng 30g) có chứa:

- Calories: 110-130 kcal
- Protein: 20-25 g
- Chất béo: 1-3 g
- Carbohydrate: 1-5 g (tùy loại, có thể thêm đường hoặc chất làm ngọt)
- BCAAs (Branched-Chan Amino Acids): Khoảng 5-6 g

Tác dụng của protein whey là tăng cường cơ bắp: Whey protein là một nguồn protein chất lượng cao, giúp tăng cường sự phát triển và phục hồi cơ bắp sau khi tập luyện. Protein cũng có thể hỗ trợ giảm cân, giúp tăng cảm giác no, hỗ trợ quá trình giảm cân bằng cách giảm lượng calo tiêu thụ hằng ngày.

Tăng cường hệ miễn dịch và cải thiện sức khoẻ tim mạch. Whey protein chứa các chất chống oxy hóa và immunoglobulins, giúp tăng cường hệ miễn dịch. Một số nghiên cứu cho thấy whey protein có thể giúp giảm huyết áp và mức cholesterol xấu (LDL), cải thiện sức khỏe tim mạch.

Bằng chứng khoa học

1. Tăng cường cơ bắp và phục hồi: Nhiều nghiên cứu đã chứng minh rằng whey protein là một nguồn protein hiệu quả trong việc tăng cường sự phát triển và phục hồi cơ

bắp, đặc biệt khi kết hợp với tập luyện kháng lực. Những nghiên cứu này, tuy nhiên, thường chỉ là nghiên cứu quan sát với số bệnh nhân nhỏ.

2. Hỗ trợ giảm cân: Một nghiên cứu trên tạp chí Obesity cho thấy việc bổ sung whey protein giúp giảm lượng mỡ cơ thể và tăng cảm giác no.
3. Tăng cường hệ miễn dịch: Nghiên cứu cho thấy whey protein có thể giúp tăng cường hệ miễn dịch bằng cách tăng cường sản xuất glutathione, một chất chống oxy hóa quan trọng trong cơ thể.
4. Cải thiện sức khỏe tim mạch: Một số nghiên cứu nhỏ đã chỉ ra rằng whey protein có thể giúp giảm huyết áp và mức cholesterol, từ đó cải thiện sức khỏe tim mạch.

Quý vị nào nên hạn chế dùng Whey protein?

Mặc dù whey protein là nguồn bổ sung protein phổ biến và hiệu quả cho người tập luyện hoặc người cần tăng cường dinh dưỡng, không phải ai cũng phù hợp để sử dụng. Trước hết, những người dị ứng với sữa cần tránh hoàn toàn, vì whey được chiết xuất trực tiếp từ sữa và có thể gây phản ứng dị ứng nguy hiểm.

Quý vị không dung nạp lactose cũng cần thận trọng, vì một số loại whey protein, đặc biệt là whey concentrate, vẫn chứa lactose và có thể gây đầy bụng, tiêu chảy hoặc khó chịu đường ruột. Tuy nhiên, whey isolate hoặc hydrolyzed whey thường có hàm lượng lactose rất thấp và có thể là lựa chọn phù hợp hơn.

Bệnh nhân mắc bệnh thận cần đặc biệt lưu ý, vì bổ sung lượng lớn protein có thể làm tăng gánh nặng cho thận, nhất là ở người có chức năng thận suy giảm. Tương tự, người có bệnh lý về gan cũng nên trao đổi với bác sĩ trước khi dùng, vì gan đóng vai trò quan trọng trong quá trình chuyển hóa protein. Ngoài ra, một số người có thể gặp vấn đề tiêu hóa như đầy hơi, đau bụng hoặc tiêu chảy khi dùng whey protein, do đó nên bắt đầu với liều thấp và theo dõi phản ứng của cơ thể.

11.5. MULTIVITAMIN MỖI NGÀY

Multivitamin là nhóm vitamins và khoáng chất tổng hợp, có thể thường được dùng để bổ sung cho chế độ ăn hằng ngày. Nếu quý vị khỏe mạnh và ăn uống cân bằng, nhiều khả năng quý vị không cần dùng vitamin bổ sung do các vitamin đã có thể lấy đủ từ thức ăn đa dạng. Dù không thể thay thế cho ăn uống lành mạnh, multivitamin có thể vẫn đóng vai trò quan trọng trong việc cung cấp những thiếu hụt dinh dưỡng, đặc biệt ở những người có chế độ ăn không đầy đủ hoặc thuộc nhóm nguy cơ cao.

1. Lợi ích của việc dùng multivitamin

Nhiều quý vị, có thể do nhiều lý do, không thể đảm bảo chế độ ăn cân bằng hằng ngày. Multivitamin giúp bù đắp sự thiếu hụt vitamin D, B12, canxi, sắt, kẽm và nhiều dưỡng chất quan trọng khác.

Dùng Multivitamin có thể giúp tăng cường hệ miễn dịch, giảm mệt mỏi, tăng mức năng lượng, hay hỗ trợ chức năng chuyển hóa. Một nhóm bệnh nhân có thể cần dùng multivitamin nhiều hơn

- Phụ nữ mang thai: do cần folate, sắt, DHA nhiều hơn trong lúc mang thai.
- Người cao tuổi: dễ thiếu vitamin B12, D, canxi do suy dinh dưỡng hay các bệnh mạn tính.
- Người ăn chay/ăn kiêng nghiêm ngặt: dễ thiếu B12, sắt, kẽm, omega-3
- Người kém hấp thu: sau phẫu thuật dạ dày, bệnh ruột mạn tính (IBD)

2. Bằng chứng khoa học về multivitamin. Nhiều nghiên cứu khẳng định multivitamin giúp tăng mức vitamin và khoáng chất

trong máu, đặc biệt ở người có chế độ ăn kém. Giảm nguy cơ bệnh tim (có điều kiện)

Một số nghiên cứu quan sát cho thấy multivitamin có thể giảm nguy cơ bệnh tim ở người cao tuổi, nhưng bằng chứng chưa đủ mạnh để đưa ra khuyến cáo chung.

Giảm nguy cơ ung thư ở nam giới: Nghiên cứu lớn *Physicians' Health Study II* trên hơn 14.000 bác sĩ nam cho thấy multivitamin dùng hằng ngày giảm nhẹ nguy cơ ung thư tổng thể. Tuy nhiên, hiệu quả này không thấy rõ ở phụ nữ.

Tăng cường chức năng não bộ: Một số nghiên cứu nhỏ ghi nhận multivitamin có thể cải thiện trí nhớ ngắn hạn, khả năng tập trung và chức năng nhận thức ở người cao tuổi.

Ai nên dùng multivitamin?

Quý vị nào nằm trong 4 nhóm trên hay những người có chế độ ăn không đủ chất. Nếu bữa ăn thiếu rau xanh, trái cây, ngũ cốc nguyên hạt và protein sạch, multivitamin giúp bổ sung phần còn thiếu. Ngoài ra, những quý vị có bệnh lý gây kém hấp thu dinh dưỡng như: IBD, celiac, sau phẫu thuật bariatric.

Ai nên thận trọng khi dùng multivitamin?

Người có bệnh nền mạn tính cần đặc biệt thận trọng khi sử dụng multivitamin. Nếu quý vị đang mắc các bệnh về gan, thận, tim mạch hoặc rối loạn hấp thu, việc bổ sung vitamin bừa bãi có thể gây hại nhiều hơn lợi. Một số vitamin, chẳng hạn như vitamin D, nếu dùng liều cao kéo dài có thể làm tăng nguy cơ sạn thận hoặc rối loạn canxi trong máu.

Ngoài ra, multivitamin còn có thể tương tác với các thuốc điều trị, làm giảm hiệu quả hoặc gây tác dụng phụ. Ví dụ: vitamin K có thể ảnh hưởng trực tiếp đến tác dụng của thuốc chống đông như warfarin; sắt có thể làm giảm hấp thu của kháng sinh nhóm quinolone; và canxi có thể làm giảm hiệu quả hấp thu của thuốc tuyến giáp.

Vì vậy, bệnh nhân đang điều trị bệnh mạn tính hoặc sử dụng thuốc lâu dài nên tham khảo ý kiến bác sĩ trước khi bắt đầu bất kỳ loại multivitamin nào để đảm bảo an toàn và hiệu quả.

11.6. TỔ YẾN

Tổ yến được làm từ nước bọt của chim yến, thường được tìm thấy ở các hang động ven biển và trên các vách đá cao. Tổ yến là một loại thực phẩm cao cấp và có giá trị dinh dưỡng cao.Tuy nhiên, có rất nhiều tạp chất và tổ yến giả trên thị trường có thể khiến cho giá trị dinh dưỡng tổ yến không còn như mong muốn.

Tuy nhiên, không phải ai cũng phù hợp để sử dụng tổ yến. Những người dị ứng, bị bệnh gout, tiểu đường hoặc có bệnh mãn tính nên thảo luận với bác sĩ trước khi sử dụng. Quý vị nhớ tìm chọn sản phẩm tổ yến chất lượng cao và không có thêm đường hoặc các chất phụ gia không cần thiết.

Trong 100g tổ yến khô tinh khiết có chứa.

- Calories: Khoảng 345 kcal
- Protein: 50-60 g
- Chất béo: 0 g
- Carbohydrate: 30-35 g
- Chất xơ: 0 g
- Khoáng chất: Canxi, sắt, kali, magiê, và các vi khoáng khác

Tác dụng

1. Tăng cường sức khỏe tổng thể: Tổ yến giàu protein và các axit amin thiết yếu giúp tăng cường sức khỏe quý vị một cách tổng thể, cải thiện hệ miễn dịch và phục hồi cơ thể.
2. Cải thiện chức năng tiêu hóa: Một số nghiên cứu cho thấy tổ yến có thể giúp cải thiện chức năng tiêu hóa và tăng cường hấp thu dinh dưỡng.

3. Làm đẹp da:Tổ yến chứa nhiều collagen và các axit amin giúp cải thiện độ đàn hồi và độ ẩm của da, làm chậm quá trình lão hóa.
4. Hỗ trợ hô hấp: Tổ yến được cho là có khả năng làm dịu và cải thiện các triệu chứng hô hấp như ho, hen suyễn và viêm phổi.
5. Tăng cường sức khỏe xương: Nhờ chứa nhiều canxi và các khoáng chất, tổ yến giúp tăng cường sức khỏe xương và ngăn ngừa loãng xương.

Bằng chứng khoa học

Những năm gần đây, nhiều nghiên cứu bắt đầu phân tích các thành phần sinh học của tổ yến nhằm đánh giá lợi ích thật sự đối với sức khỏe. Mặc dù một số nghiên cứu ban đầu cho thấy tổ yến có thể mang lại lợi ích, phần lớn bằng chứng vẫn ở mức độ hạn chế và cần thêm các nghiên cứu nhiều hơn trên người để xác nhận.

1. **Tăng cường hệ miễn dịch:** Một số nghiên cứu in vitro và nghiên cứu nhỏ chỉ ra rằng protein và glycoprotein trong tổ yến có thể kích hoạt đáp ứng miễn dịch và hỗ trợ hoạt động của tế bào miễn dịch. Tuy nhiên, các nghiên cứu này còn hạn chế và chưa kết luận mạnh mẽ trên người.
2. **Chống oxy hóa:** Tổ yến chứa nhiều hợp chất chống oxy hóa giúp bảo vệ tế bào khỏi tổn thương do gốc tự do. Điều này có thể góp phần làm chậm quá trình lão hóa và tăng sức đề kháng. Tuy vậy, hiệu quả cụ thể trên lâm sàng vẫn cần thêm nghiên cứu.
3. **Cải thiện chức năng hô hấp:** Một số nghiên cứu trên động vật (đặc biệt là nghiên cứu trên chuột) cho thấy tổ yến có thể giảm viêm phổi, cải thiện đường thở và giảm tổn thương mô phổi. Điều này gợi ý tiềm năng ứng dụng cho bệnh hô hấp, nhưng chưa đủ bằng chứng để áp dụng điều trị trên người.

4. Hỗ trợ làm đẹp da: Một số nghiên cứu nhỏ trên người cho thấy tổ yến có thể giúp tăng độ ẩm, cải thiện độ đàn hồi da, giảm nếp nhăn và cải thiện tình trạng lão hóa nhẹ. Thành phần glycoprotein và các acid amin trong tổ yến có thể hỗ trợ tái tạo mô da. Tuy nhiên, mức độ hiệu quả phụ thuộc liều lượng và chất lượng sản phẩm.

Quý vị nào hạn chế dùng tổ yến?

Không phải ai cũng phù hợp để sử dụng tổ yến, dù đây là thực phẩm được xem là cao cấp và bổ dưỡng. Trước hết, những người dị ứng với tổ yến cần tránh hoàn toàn, vì protein trong yến có thể gây phản ứng dị ứng với biểu hiện ngứa, nổi mề đay, khó thở, thậm chí phản vệ ở những trường hợp nặng. Quý vị có tiền sử dị ứng thực phẩm nên thử một lượng nhỏ trước khi dùng hoặc tham khảo ý kiến bác sĩ.

Bệnh nhân gout cũng nên hạn chế hoặc tránh dùng tổ yến. Tổ yến chứa hàm lượng purine nhất định, có thể làm tăng acid uric và kích hoạt cơn đau gout. Với người bị tiểu đường, cần thận trọng vì nhiều sản phẩm tổ yến đóng hộp có thêm đường để tăng hương vị. Nếu muốn sử dụng, nên chọn loại không đường và đọc kỹ nhãn sản phẩm để bảo đảm an toàn.

Ngoài ra, người mắc bệnh mạn tính hoặc đang dùng thuốc điều trị, đặc biệt là bệnh gan, thận hoặc tim mạch, cần hỏi ý kiến bác sĩ trước khi dùng tổ yến. Lý do là tổ yến có thể làm tăng gánh nặng chuyển hóa, gây tương tác nhẹ với một số thuốc, hoặc không phù hợp đối với người cần hạn chế protein và purine trong chế độ ăn.. Trong những trường hợp này, việc sử dụng tổ yến cần được cân nhắc và cá nhân hóa để tránh ảnh hưởng đến sức khỏe.

11.7. SỮA NON ALPHA

Sữa non Alpha, hay còn gọi là colostrum, là loại sữa đầu tiên được tiết ra từ động vật (thường là bò) trong vài ngày đầu sau khi sinh. Đây là nguồn dinh dưỡng rất đậm đặc, giàu protein, kháng thể và các yếu tố tăng trưởng. Nhờ thành phần đặc biệt này, sữa non đã trở thành một loại thực phẩm bổ sung được nhiều người quan tâm, đặc biệt để tăng cường miễn dịch và hỗ trợ sức khỏe tiêu hóa. Tuy nhiên, các nghiên cứu về sữa non Alpha không nhiều, và không có nhiều bằng chứng sức khoẻ như quảng cáo.

Khi chế biến và đóng thành bột, các protein và globulin miễn dịch bị ảnh hưởng và thay đổi nhiều, khiến các thành phần dinh dưỡng ban đầu khi mới tiết ra không còn nhiều. Các dinh dưỡng trong sữa non gồm:

- Protein: Hàm lượng cao, đặc biệt là các globulin miễn dịch (IgG, IgA, IgM).
- Carbohydrate: Lactose là carbohydrate chính.
- Chất béo: Axit béo và các chất béo thiết yếu.
- Vitamin và khoáng chất: Vitamin A, B, C, E, và các khoáng chất như canxi, kali, phốt pho, magiê.
- Yếu tố tăng trưởng: IGF-1, TGF-beta, giúp kích thích sự phát triển và tái tạo tế bào.
- Chất chống oxy hóa: Lactoferrin, lysozyme.

Cách dùng

- Bột sữa non: Có thể pha với nước hoặc thêm vào sinh tố, cháo, hoặc các món ăn khác.
- Viên nang: Dùng theo chỉ dẫn của nhà sản xuất hoặc bác sĩ.
- Dạng lỏng: Có thể uống trực tiếp hoặc pha với nước.

Tác dụng phụ

- Dị ứng: Một số quý vị có thể bị dị ứng với sữa non hay dị ứng với các chất bảo quản có trong sữa, gây ra triệu chứng như phát ban, ngứa, và khó thở.

- Rối loạn tiêu hóa: Một số người có thể gặp phải vấn đề tiêu hóa như tiêu chảy, đau bụng khi mới bắt đầu sử dụng.
- Tương tác thuốc: Sữa non có thể tương tác với một số thuốc, do đó cần tham khảo ý kiến bác sĩ trước khi sử dụng.

Bằng Chứng Khoa Học

Hiện nay, bằng chứng khoa học về sữa non không rõ ràng và có nhiều kết quả khác nhau. Về mặt lý thuyết, sữa non chứa rất nhiều chất dinh dưỡng. Tuy nhiên, sữa này phải được chế biến lại, cho thêm các chất bảo quản, môi trường sản xuất khác nhau nên có thẻ dẫn đến chất lượng khác nhau. Nghiên cứu tổng hợp năm 2020 chỉ ra sữa không có tác dụng tăng cường hệ miễn dịch ở người khỏe mạnh.

Một số nghiên cứu tổng hợp khác về sữa non ở bệnh nhân bị bệnh và lớn tuổi cho thấy kết quả không rõ ràng trong việc cải thiện sức khỏe.

- Sức khỏe đường ruột: Sữa non có thể cải thiện sức khỏe đường ruột bằng cách thúc đẩy sự phát triển của vi khuẩn có lợi và giảm vi khuẩn có hại.
- Tăng cường sức mạnh và cơ bắp: Một số nghiên cứu cho thấy sữa non có thể giúp tăng cường sức mạnh và sự phát triển cơ bắp ở vận động viên.
- Chống viêm: Các yếu tố chống viêm trong sữa non có thể giúp giảm viêm và hỗ trợ quá trình phục hồi sau chấn thương.

Quý vị nào hạn chế dùng sữa Non Alpha?

Mặc dù sữa non Alpha được quảng cáo là giàu kháng thể và có nhiều lợi ích cho hệ miễn dịch, không phải ai cũng phù hợp để sử dụng. Những người bị dị ứng với sữa hoặc các sản phẩm từ sữa cần tránh hoàn toàn, vì sữa non vẫn chứa các protein có thể gây phản ứng dị ứng từ nhẹ đến nặng. Bệnh nhân mắc các bệnh tự miễn cũng nên thận trọng, bởi sữa non có thể kích thích hệ miễn dịch hoạt động mạnh hơn và khiến bệnh trở nên khó kiểm soát nếu không được theo dõi.

Người đang dùng thuốc ức chế miễn dịch, chẳng hạn như thuốc chống thải ghép hoặc thuốc điều trị viêm khớp, cần tham khảo ý kiến bác sĩ trước khi dùng, vì sữa non có thể làm giảm hiệu quả của thuốc hoặc thay đổi đáp ứng miễn dịch. Đối với trẻ nhỏ dưới 1 tuổi, việc sử dụng sữa non cần đặc biệt cẩn trọng; phụ huynh nên hỏi ý kiến bác sĩ trước khi cho trẻ dùng bất kỳ dạng sữa non hay thực phẩm bổ sung nào để bảo đảm an toàn.

11.8. TINH CHẤT NMN

NMN là một dẫn xuất của niacin (vitamin B3) và là tiền chất trực tiếp của NAD+ (Nicotinamide Adenine Dinucleotide), một coenzyme thiết yếu trong các quá trình sinh hóa của cơ thể. NMN không phải là một nguồn dinh dưỡng thông thường nhưng được coi là một chất bổ sung dinh dưỡng với các lợi ích tiềm năng do có vai trò quan trọng trong các quy trình sinh hoá.

- Hỗ trợ chuyển hóa năng lượng: NMN giúp tăng cường mức NAD+, hỗ trợ các quá trình chuyển hóa trong tế bào.
- Chất chống oxy hóa: Giúp bảo vệ tế bào khỏi tổn thương do oxy hóa.

NMN có thể được tìm thấy trong một số loại thực phẩm, nhưng với hàm lượng rất nhỏ. Các nguồn thực phẩm có thể chứa NMN bao gồm:

- Bông cải xanh
- Bắp cải
- Dưa chuột
- Bơ

- Cà chua
- Nấm

Tuy nhiên, lượng NMN trong thực phẩm không đủ để có tác dụng điều trị, do đó NMN thường được sản xuất dưới dạng bổ sung dinh dưỡng. Chính vì điều này mà NMN thường được quảng cáo quá mức và chúng ta không kiểm soát được chất lượng thật sự của NMN.

Cách dùng

- Dạng viên nang hoặc viên nén: Uống theo liều lượng hướng dẫn trên sản phẩm hoặc theo chỉ định của bác sĩ.
- Dạng bột: Có thể pha với nước hoặc thêm vào sinh tố, nước trái cây.

Liều dùng thông thường dao động từ 250mg đến 500mg mỗi ngày, nhưng quý vị cần tham khảo ý kiến bác sĩ trước khi bắt đầu sử dụng.

Tác dụng phụ

- Tiêu hóa: Một số người có thể gặp phải hiện tượng đau bụng, tiêu chảy, hoặc khó tiêu.
- Dị ứng: Một số người có thể bị dị ứng với NMN, gây ra các triệu chứng như ngứa, phát ban, hoặc khó thở.
- Tương tác thuốc: NMN có thể tương tác với một số loại thuốc, do đó cần tham khảo ý kiến bác sĩ trước khi sử dụng.

Bằng chứng khoa học

NMN chưa có nhiều bằng chứng khoa học rõ ràng hỗ trợ về tiềm năng cải thiện sức khỏe và chống lão hóa. Các nghiên cứu về NMM chủ yếu trên động vật, chưa có nghiên cứu nhóm đối chứng trên người. Vì vậy, việc sử dụng NMN nên được thực hiện cẩn thận và dưới sự giám sát của bác sĩ, đặc biệt là khi sử dụng cho các nhóm đối tượng nhạy cảm như người già, phụ nữ mang thai, và những người có tình trạng sức khỏe đặc biệt.

1. Chống lão hóa và tăng tuổi thọ trên chuột
    - Nghiên cứu trên chuột cho thấy rằng việc bổ sung NMN giúp cải thiện chức năng cơ thể, làm chậm quá trình lão hóa và tăng tuổi thọ. Nghiên cứu này chỉ ra rằng NMN giúp tăng cường mức NAD+ trong cơ thể, từ đó cải thiện các chức năng tế bào và sức khỏe tổng thể. Chưa có nghiên cứu trên người về vấn đề này.
2. Chức năng não trên động vật
    - Một số nghiên cứu trên động vật cho thấy NMN có thể cải thiện chức năng não, tăng cường trí nhớ và bảo vệ chống lại các bệnh thoái hóa thần kinh như Alzheimer. NMN giúp duy trì mức NAD+ trong não, từ đó hỗ trợ sự hoạt động của tế bào thần kinh và cải thiện chức năng nhận thức .
3. Chức năng tim mạch trên chuột
    - Nghiên cứu đã chỉ ra rằng NMN có thể cải thiện chức năng tim mạch ở chuột, giảm các dấu hiệu của bệnh tim và cải thiện sự lưu thông máu. Điều này có thể liên quan đến việc tăng mức NAD+ và cải thiện chức năng tế bào nội mô .
4. Chuyển hóa
    - NMN được chứng minh là có tác dụng tích cực lên sự chuyển hóa glucose và lipid ở chuột, từ đó hỗ trợ quản lý cân nặng và sức khỏe chuyển hóa. Nghiên cứu này cho thấy NMN có thể cải thiện độ nhạy insulin và giảm nguy cơ bệnh tiểu đường loại 2 .

5. Sức khỏe tế bào

   - NMN có thể giúp tăng cường mức NAD+, hỗ trợ các quá trình sửa chữa DNA và bảo vệ tế bào khỏi tổn thương do oxy hóa. Điều này có thể giúp giảm nguy cơ mắc các bệnh liên quan đến lão hóa và cải thiện sức khỏe tế bào tổng thể .

Quý vị nào hạn chế dùng NMN?

Mặc dù NMN (Nicotinamide Mononucleotide) được quảng cáo rộng rãi với vai trò hỗ trợ năng lượng tế bào và làm chậm quá trình lão hóa, không phải ai cũng nên sử dụng. Trước hết, quý phụ nữ mang thai và cho con bú không nên dùng NMN vì hiện chưa có đủ nghiên cứu chứng minh mức độ an toàn của hoạt chất này trong giai đoạn thai kỳ và nuôi con bằng sữa mẹ. Trẻ em cũng không nên sử dụng NMN, trừ khi có chỉ định và theo dõi chặt chẽ của bác sĩ, vì cơ thể trẻ đang phát triển và chưa có nghiên cứu dài hạn về tác động của NMN ở nhóm tuổi này.

Những người mắc bệnh tự miễn cũng cần thận trọng. NMN có thể ảnh hưởng đến hoạt động của hệ miễn dịch và có khả năng làm bệnh diễn tiến khó lường hơn; việc sử dụng cần có ý kiến từ bác sĩ chuyên khoa. Ngoài ra, người đang dùng thuốc điều trị bệnh mạn tính, như thuốc huyết áp, tiểu đường hoặc thuốc điều chỉnh miễn dịch, nên tham khảo bác sĩ trước khi bắt đầu NMN để tránh nguy cơ tương tác thuốc hoặc ảnh hưởng đến hiệu quả điều trị.

Tóm lại, dù NMN mang lại nhiều hứa hẹn trong nghiên cứu, việc sử dụng cần cá nhân hóa và thận trọng, đặc biệt ở những đối tượng nhạy cảm nêu trên.

11.9. FUCOIDAN

Fucoidan là một loại polysaccharide sulphate có trong thành phần của các loại tảo nâu, như wakame (Undaria pinnatifida), kombu (Laminaria japonica) và mozuku (Cladosiphon okamuranus). Fucoidan có cấu trúc phức tạp với các đơn vị đường fucose và nhóm sulfat, được biết đến với nhiều lợi ích tiềm năng cho sức khỏe. Lưu ý là Fucoidan có khả năng hấp thu qua đường ruột (oral availability) thấp, dẫn đến hiệu quả chữa trị thực tế không cao.

Thực tế, Fucoidan là một trong những TPCN được quảng cáo mạnh mẽ nhất trên mạng. Tôi nhận được rất nhiều câu hỏi về Fucoidan chữa trị ung thư hay đau nhức khớp. Về mặt khoa học, Fucoidan không phải là thần dược như các quảng cáo nói.

Fucoidan có từ đâu?

1. Wakame (Undaria pinnatifida): Một loại tảo nâu phổ biến trong ẩm thực Nhật Bản, thường được sử dụng trong súp miso và các món salad. Quý vị ăn Sushi thường xuyên có thể an tâm là mình đã dùng qua Fucoidan.
2. Kombu (Laminaria japonica): Tảo biển thường dùng trong nấu nước dùng dashi, phổ biến ở Nhật Bản và Hàn Quốc.
3. Mozuku (Cladosiphon okamuranus): Tảo nâu thường được tìm thấy ở Okinawa, Nhật Bản, và được sử dụng trong nhiều món ăn truyền thống.

Bằng chứng khoa học

Các nghiên cứu về Fucoidan chủ yếu là nghiên cứu nhỏ, trên mô hình tế bào, và trên động vật kèm thêm các mâu thuẫn quyền lợi của người làm nghiên cứu. Tuy nhiên, số lượng nghiên cứu ít ỏi chỉ ra một vài lợi ích có thể của Fucoidan. Lưu ý là quý vị cần thảo luận với bác sĩ về cách sử dụng khi đang dùng các loại thuốc khác.

1. Tăng cường hệ miễn dịch
    - Fucoidan có khả năng kích thích hệ miễn dịch, giúp cơ thể chống lại các bệnh nhiễm trùng và vi khuẩn.

Các nghiên cứu đã chỉ ra rằng fucoidan có thể tăng cường hoạt động của các tế bào miễn dịch như tế bào NK (Natural Killer).

2. Chống oxy hóa và chống viêm
   - Fucoidan có đặc tính chống oxy hóa và chống viêm, giúp bảo vệ cơ thể khỏi các tổn thương do gốc tự do và viêm nhiễm. Điều này có thể giúp giảm nguy cơ mắc các bệnh mạn tính như tim mạch và viêm khớp.
3. Có thể hỗ trợ chống ung thư
   - Một số nghiên cứu cho thấy fucoidan có thể ức chế sự phát triển của tế bào ung thư và thúc đẩy quá trình apoptosis (chết tế bào theo lập trình) ở một số loại tế bào ung thư như ung thư vú, ung thư ruột kết và ung thư dạ dày. Tuy nhiên, cần thêm nhiều nghiên cứu lâm sàng để xác nhận hiệu quả này.
4. Cải thiện sức khỏe đường ruột
   - Fucoidan có thể hỗ trợ hệ vi sinh vật đường ruột bằng cách thúc đẩy sự phát triển của vi khuẩn có lợi, cải thiện tiêu hóa và hấp thụ chất dinh dưỡng.
5. Hỗ trợ điều trị bệnh gan
   - Fucoidan có thể giúp bảo vệ gan khỏi các tổn thương do rượu và hóa chất, cũng như cải thiện chức năng gan.

Quý vị nào hạn chế dùng Fucoidan?

Mặc dù fucoidan được quảng cáo rộng rãi như một hoạt chất hỗ trợ miễn dịch và chống viêm, không phải ai cũng phù hợp để sử dụng. Trước hết, những người dị ứng hải sản hoặc tảo biển cần đặc biệt cẩn trọng, vì fucoidan được chiết xuất trực tiếp từ các loại tảo nâu và có thể gây phản ứng dị ứng từ nhẹ đến nặng. Quý phụ nữ mang thai và cho con bú cũng nên hạn chế dùng, bởi hiện chưa có đủ nghiên cứu chứng minh tính an toàn của fucoidan trong giai đoạn này; tốt nhất là quý vị nên tham khảo ý kiến bác sĩ trước khi sử dụng.

Ngoài ra, những bệnh nhân đang dùng thuốc chống đông máu như warfarin cần thận trọng, vì fucoidan có thể làm tăng nguy cơ chảy máu bằng cách tăng hiệu ứng chống đông. Người có bệnh lý về đường tiêu hóa, đặc biệt là hội chứng ruột kích thích (IBS) hoặc bệnh viêm ruột (IBD), có thể gặp triệu chứng khó chịu khi dùng fucoidan, vì một số dạng fucoidan có thể làm thay đổi nhu động ruột hoặc gây kích ứng nhẹ. Trong những trường hợp này, bệnh nhân nên bắt đầu với liều thấp và theo dõi phản ứng hoặc tham khảo ý kiến bác sĩ trước khi dùng.

11.10. ĐÔNG TRÙNG HẠ THẢO

Đông trùng hạ thảo (Cordyceps) là một loại nấm ký sinh trên ấu trùng của một số loài côn trùng. Khi nấm tấn công vật chủ, nó sẽ thay thế mô của vật chủ và tạo thành các thể quả nấm dài mọc lên từ xác vật chủ. Có khoảng 400 loài đông trùng hạ thảo trên thế giới nhưng chỉ có khoảng 20 loài là có thể dùng trong dinh dưỡng. Đông trùng hạ thảo dùng trong dinh dưỡng được tìm thấy chủ yếu ở các vùng núi cao của Trung Quốc, Tây Tạng, Bhutan và Nepal.

Đông trùng hạ thảo cũng là một TPCN rất được ưa chuộng trong cộng đồng người Việt tại Mỹ.

Thành phần dinh dưỡng

- Cordycepin: Một hợp chất chống oxy hóa và chống viêm mạnh mẽ.
- Adenosine: Giúp cải thiện lưu lượng máu và bảo vệ tim mạch.

- Polysaccharides: Hỗ trợ hệ miễn dịch và tăng cường sức khỏe chung.
- Các vitamin và khoáng chất: đông trùng hạ thảo chứa nhiều vitamin B1, B2, B12 và các khoáng chất như kẽm, selen, kali, và magiê.

Nguồn đông trùng hạ thảo

1. Đông trùng hạ thảo tự nhiên: Được thu hoạch từ các vùng núi cao, thường có giá trị dinh dưỡng cao và giá thành đắt đỏ. Đa số các loại ĐTHT quảng cáo không phải là loại này.
2. Đông trùng hạ thảo nuôi cấy: Được nuôi cấy trong môi trường kiểm soát để đảm bảo chất lượng và an toàn. Đông Trùng Hạ Thảo nuôi cấy có giá thành thấp hơn và dễ tiếp cận hơn, đây là loại thường bán ngoài thị trường.

Bằng chứng khoa học

Các nghiên cứu về đông trùng hạ thảo (DTHT) chủ yếu là nghiên cứu nhỏ, trên mô hình tế bào, và trên động vật kèm thêm các mâu thuẫn quyền lợi của người làm nghiên cứu. Tuy nhiên, số lượng nghiên cứu ít ỏi chỉ ra một vài lợi ích có thể của DTHT. Lưu ý là quý vị cần thảo luận với bác sĩ về cách sử dụng khi đang dùng DTHT và dùng kèm các loại thuốc khác. Ngoài ra, nhiều DTHT giả trên bày bán trên mạng cũng có thể ảnh hưởng đến sức khoẻ nếu quý vị mua dùng.

Lợi ích sức khỏe tiềm năng của đông trùng hạ thảo

1. Tăng cường hệ miễn dịch: Một vài nghiên cứu nhỏ trên tế bào cho thấy đông trùng hạ thảo có thể tăng cường hoạt động của tế bào miễn dịch, giúp cơ thể chống lại nhiễm trùng và bệnh tật.
2. Cải thiện hiệu suất thể thao: Một số nghiên cứu nhỏ chỉ ra rằng Đông Trùng Hạ Thảo có thể cải thiện hiệu suất thể

thao bằng cách tăng cường sản xuất ATP, nguồn năng lượng chính của cơ thể trong các hoạt động cơ bắp.

3. Chống oxy hóa và chống viêm: Đông Trùng Hạ Thảo chứa nhiều chất chống oxy hóa, giúp bảo vệ tế bào khỏi tổn thương do gốc tự do và giảm viêm nhiễm.
4. Hỗ trợ sức khỏe tim mạch: Adenosine và các hợp chất khác trong đông trùng hạ thảo giúp cải thiện lưu lượng máu và giảm nguy cơ bệnh tim mạch.
5. Có thể hỗ trợ chống ung thư: Một số nghiên cứu sơ bộ cho thấy đông trùng hạ thảo có thể ức chế sự phát triển của tế bào ung thư và thúc đẩy quá trình apoptosis (chết tế bào theo lập trình) ở một số loại tế bào ung thư.
6. Cải thiện chức năng hô hấp: Đông trùng hạ thảo có thể giúp cải thiện chức năng phổi và giảm các triệu chứng của bệnh hô hấp như hen suyễn và viêm phế quản.

Quý vị nào hạn chế dùng đông trùng hạ thảo?

Mặc dù đông trùng hạ thảo được quảng cáo rộng rãi như một dược liệu có nhiều lợi ích cho sức khỏe, không phải ai cũng phù hợp để sử dụng. Trước hết, phụ nữ mang thai và cho con bú nên thận trọng dùng, vì hiện chưa có đủ nghiên cứu chứng minh mức độ an toàn của đông trùng hạ thảo trong giai đoạn này; tốt nhất là tham khảo ý kiến bác sĩ trước khi dùng. Những người dị ứng hoặc mẫn cảm với nấm cũng cần tránh, vì đông trùng hạ thảo thuộc nhóm nấm và có thể gây phản ứng dị ứng từ nhẹ đến nặng.

Bệnh nhân đang dùng thuốc chống đông máu như warfarin hoặc các thuốc kháng tiểu cầu cần đặc biệt cẩn trọng vì Đông trùng hạ thảo có thể ảnh hưởng đến quá trình đông máu, làm tăng nguy cơ chảy máu. Tương tự, những người mắc bệnh tự miễn như lupus hoặc viêm khớp dạng thấp cần hỏi ý kiến bác sĩ, do loại dược liệu này có thể kích hoạt hoặc điều chỉnh đáp ứng miễn dịch, làm bệnh diễn tiến phức tạp hơn.

Ngoài ra, các bệnh nhân có vấn đề về đường tiêu hóa, đặc biệt là người dễ đầy bụng, tiêu chảy, hoặc rối loạn hấp thu, có thể gặp khó chịu khi dùng Đông trùng hạ thảo. Những trường hợp này nên bắt đầu bằng liều thấp và tăng dần để theo dõi phản ứng của cơ thể.

11.11. NHỤY HOA NGHỆ TÂY

Nhụy hoa nghệ tây (saffron) là một loại gia vị được làm từ nhụy của hoa nghệ tây (Crocus sativus). Đây là loại gia vị đắt nhất thế giới tính theo trọng lượng, được biết đến với hương vị đặc trưng và màu sắc vàng cam rực rỡ. Quý vị cẩn thận khi dùng và không nên dùng quá liều lượng trong thời gian dài.

Thành phần dinh dưỡng

- Crocetin và Crocin: Các hợp chất này chịu trách nhiệm cho màu sắc và có tác dụng chống oxy hóa.
- Picrocrocin: Đóng góp vào hương vị đặc trưng và có tác dụng chống trầm cảm.
- Safranal: Thành phần tạo hương và có tác dụng chống oxy hóa và chống co thắt.
- Vitamin và khoáng chất: Bao gồm vitamin A, C, folate, riboflavin, niacin, và các khoáng chất như đồng, kali, canxi, mangan, sắt, selen, và kẽm.

Nguồn nhụy hoa nghệ tây

1. Iran là nước sản xuất nghệ tây lớn nhất thế giới, chiếm khoảng 90% sản lượng toàn cầu. Nghệ tây Iran được biết đến với chất lượng cao và hương vị đậm đà.
2. Tây Ban Nha: Nghệ tây Tây Ban Nha, đặc biệt là từ vùng La Mancha, nổi tiếng với chất lượng tuyệt vời và được sử dụng trong nhiều món ăn truyền thống như paella.

3. Ấn Độ: Khu vực Kashmir của Ấn Độ cũng sản xuất nghệ tây chất lượng cao, được sử dụng trong các món ăn và y học cổ truyền.

Bằng chứng khoa học

Nhìn chung, không có nhiều bằng chứng khoa học về lợi ích sức khỏe của nhụy hoa nghệ tây. Các nghiên cứu thường nhỏ, chủ yếu trong phòng thí nghiệm, và trên động vật thay vì các nghiên cứu lâm sàng đối chứng. Mặc dù vậy, nhụy hoa nghệ tây có thể có những lợi ích nếu dùng đúng liều.

1. Cải thiện tâm trạng và chống trầm cảm. Một số nghiên cứu nhỏ cho thấy nghệ tây có thể cải thiện triệu chứng trầm cảm và lo âu. Thành phần picrocrocin và safranal được cho là có tác dụng tương tự như một số thuốc chống trầm cảm. Lưu ý là tác dụng tâm lý (giả dược) của nghệ Tây cũng có giúp bệnh nhân cải thiện tâm trạng.
2. Hỗ trợ giấc ngủ: Nghệ tây có thể cải thiện chất lượng giấc ngủ và giúp giảm các triệu chứng mất ngủ. Các tác dụng này có thể đến từ tác dụng tâm lý khi dùng (placebo effects)
3. Chống viêm: Nghệ tây có thể có tác dụng chống viêm, giúp giảm viêm nhiễm và đau nhức.
4. Hỗ trợ sức khỏe tim mạch: Các hợp chất trong nghệ tây có thể cải thiện lưu thông máu và giảm nguy cơ bệnh tim mạch bằng cách hạ huyết áp và giảm mức cholesterol.
5. Cải thiện thị lực: Crocin trong nghệ tây có thể giúp bảo vệ võng mạc và cải thiện thị lực, đặc biệt là ở người cao tuổi.

Những ai nên hạn chế dùng nhụy hoa nghệ tây?

Phụ nữ mang thai cần đặc biệt thận trọng khi sử dụng nghệ tây, vì một số nghiên cứu gợi ý rằng liều cao nghệ tây có thể kích thích co thắt tử cung, làm tăng nguy cơ sảy thai hoặc sinh non. Do đó, phụ nữ mang thai chỉ nên dùng lượng rất nhỏ trong thực phẩm và tuyệt đối không tự ý dùng dạng bổ sung. Đối với phụ nữ đang cho con bú, nghệ tây vẫn có thể được sử dụng ở mức độ ẩm thực thông thường, nhưng nên tham khảo ý kiến bác sĩ trước khi dùng các sản phẩm tinh chế hoặc liều cao.

Những người có tiền sử dị ứng với nghệ tây hoặc các gia vị cùng họ nên hết sức cẩn trọng. Dị ứng có thể biểu hiện từ nhẹ như phát ban, ngứa, nổi mề đay cho đến nặng hơn như khó thở hoặc phù mạch.

Bệnh nhân có vấn đề về huyết áp cũng cần lưu ý. Nghệ tây có thể làm giảm huyết áp, do đó người bị huyết áp thấp hoặc đang dùng thuốc điều trị cao huyết áp nên tham khảo ý kiến bác sĩ để tránh tình trạng huyết áp tụt quá mức.

Ngoài ra, nghệ tây có thể tương tác với một số loại thuốc của quý vị, đặc biệt là:

- Thuốc chống trầm cảm (tăng nguy cơ hội chứng serotonin)
- Thuốc chống đông máu (tăng nguy cơ chảy máu)
- Thuốc điều trị huyết áp

Vì vậy, nếu quý vị đang dùng bất kỳ loại thuốc nào, hãy trao đổi với bác sĩ trước khi bổ sung nghệ tây để đảm bảo an toàn.

11.12. NGUỒN THAM KHẢO

1. Hou, Y., et al. "Nicotinamide mononucleotide supplementation improves cognitive function in a senescence-accelerated mouse model." Journal of Alzheimer's Disease, 2018.
2. Imai, S., et al. "Nicotinamide mononucleotide as an anti-aging health product - Promises and safety concerns." Journal of Clinical Endocrinology & Metabolism, 2018.

3. Khan, N. A., et al. "Nicotinamide mononucleotide supplementation restores mitochondrial function and improves aging markers in mice." Cell Metabolism, 2014.

4. Long, A. N., et al. "Nicotinamide mononucleotide supplementation reverses cognitive impairment in a mouse model of Alzheimer's disease." Neurobiology of Aging, 2015.

5. Mills, K. F., et al. "Long-term administration of nicotinamide mononucleotide mitigates age-associated physiological decline in mice." Cell Metabolism, 2016.

6. Sinclair, D. A., et al. "NAD+ and the regulation of aging." Annual Review of Biochemistry, 2016.

7. Uddin, G. M., et al. "Beneficial effects of nicotinamide mononucleotide on heart function and mitochondrial biogenesis in mice with diet-induced obesity." American Journal of Physiology, 2016.

8. Yamamoto, T., et al. "Nicotinamide mononucleotide, an intermediate of NAD+ synthesis, protects the heart from ischemia and reperfusion." PLoS One, 2014.

9. Yoshino, J., et al. "NAD+ Intermediates: The Biology and Therapeutic Potential of NMN and NR." Cell Metabolism, 2018.

10. Yoshino, J., et al. "Nicotinamide mononucleotide increases muscle insulin sensitivity in prediabetic women." Science Translational Medicine, 2020.

Chương 12: Dinh Dưỡng Từ Khu Vườn

Chỉ cần một ít đất, một chút thời gian chăm sóc thì quý vị có thể trồng một khu vườn nhỏ với nguồn dinh dưỡng tốt. Chương này chỉ ra dinh dưỡng chi tiết từ các cây củ quả dễ trồng trong vườn của quý vị. Trồng cây củ ngoài tạo ra nguồn cung cấp dinh dưỡng tự nhiên còn mang lại quý vị cảm giác thư giãn thoải mái, có thể chữa bệnh.

12.1. CỦ NGHỆ

Củ nghệ (Curcuma longa) là một loại củ thuộc họ gừng, được sử dụng rộng rãi trong ẩm thực và y học truyền thống của nhiều nước châu Á. Nghệ có màu vàng cam đặc trưng do chứa hợp chất curcumin.

Sử dụng củ nghệ tươi có thể khác với bột nghệ do củ tươi có nhiều xơ, khoáng chất, trong khi bột nghệ khô có thể chứa chất bảo quản. Giá trị lớn nhất của củ nghệ là chất Curcumin, có từ 2-5% trong củ nghệ. Đây là chất polyphenol có khả năng chống viêm mạnh (tương đương NSAIDs liều nhẹ), chống oxy hóa, và giảm tổn thương tế bào, hay hỗ trợ bệnh viêm khớp, viêm loét dạ dày, hội chứng chuyển hóa.

Củ nghệ tươi có chứa Carbohydrate, một ít protein, nhiều xơ, và một ít Vitamin và khoáng chất: Vitamin C, vitamin E, vitamin K, folate, niacin, canxi, sắt, kali, magiê, kẽm

Tác dụng dinh dưỡng của nghệ

1. Chống viêm: Thành phần Curcumin trong nghệ có tác dụng chống viêm mạnh mẽ, giúp giảm viêm nhiễm và đau khớp.

2. Chống oxy hóa: Nghệ chứa các chất chống oxy hóa mạnh, giúp bảo vệ tế bào khỏi tổn thương do các gốc tự do.
3. Cải thiện chức năng não: Curcumin có thể tăng cường chức năng não và giảm nguy cơ mắc các bệnh thoái hóa thần kinh như Alzheimer.
4. Hỗ trợ tiêu hóa: Nghệ có thể giúp giảm triệu chứng của các bệnh tiêu hóa như viêm loét dạ dày, hội chứng ruột kích thích và tiêu chảy.
5. Hỗ trợ điều trị ung thư: Một số nghiên cứu cho thấy curcumin có thể ngăn chặn sự phát triển của các tế bào ung thư và tăng hiệu quả của các liệu pháp điều trị ung thư.
6. Hỗ trợ sức khỏe tim mạch: Nghệ có thể giúp cải thiện chức năng mạch máu và giảm nguy cơ mắc bệnh tim.

Sử dụng

1. Trong ẩm thực: Nghệ có thể được sử dụng như một gia vị trong các món ăn, từ cà ri, súp, đến các món xào và nướng. Bột nghệ là dạng phổ biến nhất được sử dụng trong nấu ăn. Tùy theo nhu cầu, quý vị có thể dùng nhiều dạng khác nhau. Tốt nhất vẫn là dùng dạng tươi vì có luôn fiber và các vitamin khác.
2. Dạng bổ sung: Nghệ có thể được tiêu thụ dưới dạng viên nang, bột bổ sung hoặc chiết xuất curcumin. Dạng bổ sung thường chứa curcumin đậm đặc hơn so với nghệ tươi hoặc bột nghệ.
3. Dùng làm trà: Trà nghệ là một cách phổ biến để tận hưởng lợi ích của nghệ. Đơn giản chỉ cần đun sôi nghệ tươi hoặc bột nghệ với nước, có thể thêm mật ong và chanh để tăng hương vị.
4. Sử dụng ngoài da: Nghệ cũng được sử dụng trong các sản phẩm chăm sóc da tự nhiên, nhờ vào tính chất chống viêm và chống oxy hóa.

Bằng chứng khoa học

1. Chống viêm: Nhiều nghiên cứu đã chỉ ra rằng curcumin có tác dụng chống viêm mạnh mẽ, giúp giảm viêm và đau khớp ở bệnh nhân viêm khớp.
2. Chống oxy hóa: Curcumin là một chất chống oxy hóa mạnh, giúp bảo vệ tế bào khỏi tổn thương do các gốc tự do.
3. Cải thiện chức năng não: Nghiên cứu cho thấy curcumin có thể tăng cường mức độ BDNF (brain-derived neurotrophic factor), giúp cải thiện chức năng não và giảm nguy cơ mắc các bệnh thoái hóa thần kinh.
4. Hỗ trợ điều trị ung thư: Một số nghiên cứu trên động vật và trong ống nghiệm cho thấy curcumin có thể ngăn chặn sự phát triển của các tế bào ung thư và tăng hiệu quả của các liệu pháp điều trị ung thư.
5. Hỗ trợ sức khỏe tim mạch: Curcumin có thể cải thiện chức năng nội mô và giảm viêm, giúp giảm nguy cơ mắc bệnh tim.

Quý vị nào nên hạn chế dùng nghệ?

Mặc dù nghệ và curcumin mang lại nhiều lợi ích cho sức khỏe, không phải ai cũng phù hợp để sử dụng thường xuyên. Những người bị rối loạn chảy máu hoặc đang dùng thuốc làm loãng máu cần đặc biệt thận trọng, vì curcumin có tác dụng chống kết tập tiểu cầu và có thể làm tăng nguy cơ chảy máu. Tương tự, bệnh nhân bị sỏi mật hoặc tắc nghẽn ống mật cũng nên tránh dùng nghệ liều cao, vì curcumin có thể kích thích túi mật co bóp, dẫn đến đau quặn hoặc làm tình trạng tắc nghẽn trở nên nặng hơn.

Phụ nữ mang thai và cho con bú cũng không nên tự ý dùng nghệ hoặc curcumin liều cao. Một số nghiên cứu cho thấy curcumin có thể kích thích tử cung, tiềm ẩn rủi ro cho thai kỳ;

vì vậy, phụ nữ trong giai đoạn này nên tham khảo ý kiến bác sĩ trước khi sử dụng. Ngoài ra, người bị tiểu đường cần theo dõi đường huyết chặt chẽ khi dùng nghệ, vì curcumin có thể làm giảm đường huyết và gây hạ đường mức thấp bất ngờ.

Một số loại thuốc cũng có thể tương tác với nghệ, bao gồm thuốc chống đông máu, thuốc giảm axit dạ dày và thuốc chống viêm. Nếu quý vị đang sử dụng bất kỳ thuốc điều trị mạn tính nào, hãy thảo luận với bác sĩ trước khi bổ sung nghệ hoặc curcumin để đảm bảo an toàn.

12.2. LÔ HỘI (NHA ĐAM)

Loại cây bụi có lá gai dầy từ lâu được sử dụng trong y học cổ truyền và dinh dưỡng hiện đại nhờ hàm lượng dưỡng chất phong phú. Cây lô hội chứa nhiều vitamin, khoáng chất, enzyme và chất chống oxy hóa, giúp hỗ trợ sức khỏe đường tiêu hóa, làn da và hệ miễn dịch. Cây này quý vị có thể trồng dễ dàng trong vườn nhà.

Lô hội chứa nhiều dưỡng chất sinh học quan trọng. Tuy nhiên lô hội không phải là nguồn giàu vitamin hay protein như nhiều quảng cáo online nói. Giá trị lớn nhất của lô hội đến từ các hợp chất sinh học (anthraquinone, aloin, polysaccharides như acemannan).

1. Vitamin Bao gồm một ít vitamin: A, C, E (chống oxy hóa mạnh), các vitamin B1, B2, B3, B6, B12 và Folate
2. Khoáng chất: Lô hội cung cấp một số khoáng chất thiết yếu như Canxi, Magiê, Kẽm, Crôm, Selen, Natri, Sắt, Kali, Đồng, Mangan
3. Enzyme Như amylase và lipase, có tác dụng tăng cường tiêu hóa carbohydrate và chất béo.
4. Acid amin Lô hội chứa 20 loại amino acid, bao gồm 7 amino acid thiết yếu mà cơ thể không tự sản xuất được.

5. Anthraquinone Là hợp chất có tác dụng chống oxy hóa và giảm viêm mạnh, nhưng nếu dùng quá mức có thể gây kích ứng tiêu hóa.

Sử dụng

1. Dạng gel bôi ngoài da: Gel lô hội được sử dụng phổ biến để. Lưu ý là dùng vừa phải. Gel lộ hội làm làm dịu da cháy nắng, có thể chữa lành vết thương nhẹ. Ngoài ra, gel lộ hội có thể giúp dưỡng ẩm và làm mềm da, và giảm viêm và kích thích da.
2. Dạng nước ép Nước ép lô hội có thể giúp quý vị hỗ trợ tiêu hóa, Làm dịu viêm dạ dày nhẹ và tăng cường hệ miễn dịch. Quý vị nhớ bỏ lớp nhựa vàng (aloin) vì chất này gây kích ứng tiêu hóa mạnh và có khả năng gây tiêu chảy.
3. Lô hội có thể chế biến thành salad, sinh tố, hay tráng miệng (chè nha đam, thạch nha đam)

Tác dụng phụ của lô hội

Mặc dù nhiều lợi ích, lô hội có thể gây tác dụng phụ nếu sử dụng không đúng cách, nhất là khi quý vị dùng quá nhiều

1. Rối loạn tiêu hóa Dùng nước ép lô hội quá nhiều có thể gây tiêu chảy, đau bụng, hay mất cân bằng điện giải do tác dụng nhuận tràng của anthraquinone.
2. Kích ứng da Một số người dị ứng với lô hội khi bôi ngoài da gây, Ngứa, Đỏ, hay Phát ban. Vì vậy, quý vị cần thử một lượng nhỏ ở tay trước khi dùng trên diện rộng.
3. Tương tác thuốc, Lô hội có thể tương tác với thuốc chống đông máu, thuốc điều trị tiểu đường (gây hạ đường huyết quá mức) và thuốc lợi tiểu (tăng nguy cơ mất nước và rối loạn điện giải)

Quý vị nào nên hạn chế dùng lô hội?

Không phải ai cũng phù hợp để sử dụng lô hội, dù đây là loại thảo dược được dùng phổ biến trong chăm sóc sức khỏe và làm đẹp. Trước hết, phụ nữ mang thai và cho con bú nên thận trọng, vì một số thành phần trong lô hội, đặc biệt là phần nhựa vàng (aloin), có thể kích thích co bóp tử cung, làm tăng nguy cơ sảy thai hoặc sinh non. Do đó, phụ nữ ở hai giai đoạn này chỉ nên sử dụng lô hội khi có chỉ định rõ ràng và hướng dẫn từ bác sĩ.

Những người mắc bệnh đường tiêu hóa mạn tính như viêm loét dạ dày, bệnh Crohn hoặc viêm loét đại tràng cũng nên tránh dùng lô hội đường uống. Hoạt tính nhuận tràng của lô hội có thể kích thích ruột, làm tình trạng viêm nặng hơn hoặc gây đau bụng, tiêu chảy.

Ngoài ra, lô hội có thể tương tác với một số loại thuốc, bao gồm thuốc chống đông máu, thuốc điều trị tiểu đường và thuốc lợi tiểu. Việc sử dụng lô hội cùng các thuốc này có thể làm thay đổi hiệu quả điều trị hoặc gây tác dụng phụ không mong muốn. Vì vậy, bất kỳ ai đang dùng thuốc mạn tính đều nên trao đổi với bác sĩ trước khi bổ sung lô hội.

12.3. GỪNG

Gừng (Zingiber officinale) là một loại củ quen thuộc trong ẩm thực và y học cổ truyền của người Việt chúng ta. Không chỉ tạo hương vị cho món ăn, trong y khoa, gừng còn được nghiên cứu rộng rãi về các tác dụng chống viêm, chống oxy hóa và hỗ trợ hệ tiêu hóa. Một điểm quan trọng ít ai biết là thành phần hóa học của gừng rất đa dạng, và có thể mang lại nhiều lợi ích cho sức khỏe.

Củ gừng chứa một số dưỡng chất thiết yếu và Vitamin như B6: hỗ trợ chuyển hóa năng lượng và chức năng thần kinh hay Vitamin C: chất chống oxy hóa mạnh, tăng cường miễn dịch. Gừng còn chứa nhiều khoáng chất như Kali, Magie, Mangan, Đồng, giúp điều hòa huyết áp, hỗ trợ xương và tăng cường hoạt động enzyme.

Mặc dù gừng có chứa vitamin và khoáng chất, giá trị lớn nhất của gừng không nằm ở dinh dưỡng, mà nằm ở đặc tính chống viêm và giảm đau Gingerol. Đây là chất chống viêm mạnh nhất trong gừng như Shogaol, Zingiberene, hay Zingerone, giúp giảm đau, chống oxy hóa, kháng vi khuẩn. Ngoài ra, gừng còn có chất chống oxy hóa Flavonoid và phenolic: bảo vệ tế bào khỏi stress oxy hóa.

Sử dụng gừng

1. Làm gia vị thức ăn: Gừng được sử dụng trong các món kho, hấp, xào, hải sản và món tráng miệng, giúp tạo hương vị đặc trưng và khử mùi tanh.
2. Trà gừng, Pha gừng tươi hoặc gừng khô thành trà giúp giảm buồn nôn, làm ấm cơ thể hay hỗ trợ tiêu hóa
3. Nước ép gừng: Nước ép gừng hoặc sinh tố gừng được dùng trong nhiều công thức detox và đồ uống tăng cường miễn dịch.
4. Tinh dầu gừng: Dùng trong liệu pháp xoa bóp và hương liệu để: Giảm đau cơ, cải thiện lưu thông máu, hay giảm stress

Tác dụng phụ của gừng

Nhìn chung, gừng khá an toàn khi dùng trong chế độ ăn uống thông thường, nhưng quý vị dùng quá nhiều có thể gây rối loạn tiêu hóa như ợ nóng, đau bụng, tiêu chảy hay khó tiêu. Ngoài ra, bôi gừng trực tiếp lên da có thể gây đỏ da, ngứa, hay viêm da tiếp xúc

Tương tác thuốc

Gừng có thể ảnh hưởng đến một số thuốc như thuốc chống đông máu (warfarin) làm tăng nguy cơ chảy máu. Gừng có thể tương tác với thuốc tiểu đường → gây hạ đường huyết quá mức. Hay gừng tương tác với thuốc huyết áp → làm giảm huyết áp nhiều hơn

Những ai không nên dùng gừng?

Quý phụ nữ mang thai và cho con bú nếu dùng quá nhiều gừng có thể không an toàn, có khả năng gây kích thích co thắt tử cung (mặc dù bằng chứng chưa mạnh). Quý vị nên tham khảo ý kiến bác sĩ. Người bệnh tiêu hóa nặng như bị loét dạ dày, viêm loét đại tràng, Crohn... có thể thấy triệu chứng nặng hơn khi dùng gừng nhiều. Quý vị đang dùng thuốc đặc trị chống đông máu, hạ huyết áp, hay điều trị tiểu đường cần hỏi bác sĩ trước khi sử dụng thường xuyên.

12.4. MẬT ONG

Mật ong là thực phẩm tự nhiên được con người sử dụng từ hàng ngàn năm trước. Đây là nguồn năng lượng nhanh, giàu carbohydrate, và chứa nhiều dưỡng chất có lợi cho sức khỏe. Mật ong nguyên chất được tạo ra khi các con ong mật thu thập mật hoa từ các loài cây khác nhau rồi chuyển hóa thành mật trong tổ ong. Chất lượng mật ong phụ thuộc vào loại hoa, môi trường, và quá trình thu hoạch. Điều quan trọng khác là quý vị cần phân biệt mật ong giả và thật vì chúng khá giống nhau.

Thành phần dinh dưỡng của mật ong đa dạng, trong đó có carbohydrate đường chủ yếu là fructose và glucose, giúp cung cấp năng lượng nhanh, phù hợp cho người cần bổ sung năng lượng tức thời (vận động viên, người lao động nặng). Mật ong có một lượng nhỏ Vitamin B và C. Mật ong cũng có lượng ít khoáng chất như Canxi, sắt, magie, Phốt pho, kali, natri, và Kẽm.

Lưu ý điểm mạnh nhất của mật ong là tính chống viêm, kháng khuẩn, và chống oxy hóa hơn là vitamin hay protein. Các chất chống oxy hóa như flavonoid và acid phenolic, những hợp chất có tác dụng giảm viêm, chống oxy hóa mạnh, và bảo vệ tế bào khỏi tổn thương do gốc tự do

Mật ong được sản xuất tại nhiều quốc gia, trong đó nhiều nhất là Trung Quốc, Thổ Nhĩ Kỳ, Ukraine, Ấn Độ và Mỹ. Mỗi loại mật ong có mùi vị, màu sắc và độ đặc khác nhau tùy thuộc vào loài hoa ong hút mật.

Cách phân biệt mật ong thật và mật ong giả

Dưới đây là những cách phân biệt phổ biến, được sử dụng trong thực tế. Tuy nhiên, quý vị cần lưu ý là không phương pháp nào đảm bảo chính xác 100%; cách tốt nhất là quý vị mua mật ong từ người bán uy tín.

1. Quan sát bằng mắt màu sắc và độ tinh khiết. Mật ong thật thường không đồng nhất tuyệt đối, có thể hơi đục hoặc đổi màu theo thời gian. Mật ong thật đôi khi có cặn phấn hoa; mật ong giả thường trong suốt hơn do pha đường hoặc lọc quá kỹ.
2. Kiểm tra độ nhớt bằng cách thả vào nước: Mật ong thật chảy xuống đáy và tan từ từ; mật ong giả tan ngay trong nước. Dùng tay: Mật ong thật dính và đặc; mật ong giả lỏng và ít dính hơn.
3. Kiểm tra bằng giấy hoặc diêm. Giấy thấm: Mật ong thật không làm ướt giấy; mật ong giả thấm qua do có pha nước. Đầu diêm: Nhúng diêm vào mật ong rồi đốt. Diêm vẫn cháy nếu mật ong không chứa nước.
4. Kiểm tra với nước và giấm. Dùng nước: Mật ong thật chìm; mật ong giả tan nhanh. Dùng giấm: Nếu có sủi bọt → mật ong có thể bị pha bột hoặc tạp chất.
5. Thử nghiệm với nhiệt độ. Đun nóng: Mật ong thật sẽ caramel hóa, đặc lại; mật ong giả có thể sủi bọt hoặc không đặc được.
6. Kiểm tra mùi và vị. Mùi: Mật ong thật có mùi thơm tự nhiên của hoa; mật ong giả thường có mùi đường hoặc mùi hóa chất. Vị: Mật ong thật có vị ngọt dịu và hậu vị hơi chua nhẹ; mật ong giả có vị ngọt gắt.
7. Kiểm tra nhãn mác. Quý vị nên chọn sản phẩm có nguồn gốc rõ ràng, nhãn sản xuất, hạn sử dụng và thành phần minh bạch. Nên tránh sản phẩm quá rẻ hoặc không ghi thông tin.

Dùng mật ong

- Pha trà gừng mật ong hay pha ngọt cà phê, sinh tố
- Dùng trong món nướng, sốt salad
- Dùng nấu ăn hay làm bánh

Dưỡng da và làm đẹp

- Mật ong là chất dưỡng ẩm tự nhiên, có tính kháng khuẩn nhẹ.
- Được sử dụng trong nhiều mặt nạ chăm sóc da. Quý vị nhớ hỏi ý kiến bác sĩ trước khi dùng.

Y học cổ truyền

- Mật ong có thể làm dịu cổ họng, giảm ho nếu dùng ngắn hạn.
- Hỗ trợ tiêu hóa nhẹ
- Cung cấp năng lượng nhanh

Quý vị nào nên hạn chế dùng mật ong?

Mặc dù mật ong là thực phẩm tự nhiên giàu chất chống oxy hóa và được sử dụng phổ biến trong chăm sóc sức khỏe, không phải ai cũng nên dùng thường xuyên. Trước hết, những người dị ứng với phấn hoa hoặc các sản phẩm từ ong cần đặc biệt thận trọng. Các protein trong mật ong có thể gây phản ứng dị ứng như ngứa, nổi mề đay, sưng môi hoặc trong trường hợp nặng có thể gây khó thở và phản vệ.

Một cảnh báo quan trọng khác liên quan đến trẻ sơ sinh dưới 1 tuổi. Do hệ miễn dịch và hệ tiêu hóa của trẻ còn non nớt, mật ong có thể chứa bào tử vi khuẩn *Clostridium botulinum*, tác nhân gây bệnh botulism (liệt cơ), có thể nguy hiểm đến tính mạng. Vì vậy, trẻ dưới 12 tháng tuổi tuyệt đối không được dùng mật ong dưới bất kỳ hình thức nào.

Ngoài ra, mật ong vẫn là một dạng đường tự nhiên với hàm lượng fructose và glucose cao. Điều này có nghĩa là mật ong có thể làm tăng đường huyết, không phù hợp cho người bị tiểu đường nếu sử dụng thường xuyên. Bệnh nhân tiểu đường chỉ nên dùng rất ít và cần theo dõi đường huyết cẩn thận khi sử dụng.

12.5. CẦN TÂY

Trên mạng, cần tây được nhiều người tin dùng để giảm huyết áp. Thực tế, các bằng chứng khoa học cho thấy chiết xuất cần tây có thể có tác dụng hạ huyết áp nhẹ, nhưng không thể thay thế thuốc điều trị huyết áp.

Cần tây là loại rau giàu vitamin A, C, K; các khoáng chất như kali, canxi, magiê; cùng chất xơ và nhiều hợp chất chống oxy hóa. Tuy nhiên, giá trị lớn nhất của cần tây nằm ở các chất chống oxy hóa mạnh như quercetin, kaempferol và flavonoid, giúp giảm viêm, bảo vệ mạch máu và hỗ trợ tim mạch.

Cần tây chứa *phthalides* (đặc biệt là 3-n-butylphthalide - 3nB), một hoạt chất đã được nghiên cứu giúp giãn mạch máu, giảm sức cản mạch ngoại biên, và từ đó giảm huyết áp một cách tự nhiên. Ngoài ra, apigenin, một flavonoid chống oxy hóa, giúp cải thiện chức năng nội mô mạch máu và giảm viêm, hỗ trợ kiểm soát huyết áp. Nghiên cứu phân tích tổng hợp về cần tây chữa huyết áp đăng trên tạp chí International Food Science (Mar 2024) cho thấy chiết xuất cần tây chứa có thể giúp giảm huyết áp, mặc dù kết quả khác biệt không quá nhiều.

Cần tây còn có các lợi ích gián tiếp đối với bệnh huyết áp như cần tây giàu kali, giúp điều hòa huyết áp bằng cách tăng đào thải natri qua thận, giảm co mạch, và giúp điều hòa nhịp tim. Ngoài ra, hàm lượng chất xơ cao giúp giảm cholesterol, yếu tố liên quan trực tiếp đến tăng huyết áp.

Nhưng cần tây không phải thuốc chữa huyết áp thật sự

Mặc dù có tác dụng khoa học, cần tây chỉ có thể hỗ trợ hạ huyết áp nhẹ, nên có ích cho người tiền tăng huyết áp hoặc tăng huyết áp giai đoạn 1 (khoảng 130-139/80-89). Cần tây không thể và không nên thay thế thuốc hạ huyết áp với người cao huyết áp thường xuyên hoặc các bệnh lý phức tạp khác như tiểu đường hay thận mạn tính.

Cần tây càng không thể chữa bệnh tăng huyết áp nặng hay ngăn ngừa biến chứng tim mạch nếu dùng một mình. Quý vị đang dùng thuốc huyết áp không nên tự ý ngưng thuốc và chuyển sang chỉ uống nước ép cần tây.

Có nên uống nước cần tây mỗi ngày?

Quý vị có thể uống nước ép cần tây mỗi ngày với lượng vừa phải, khoảng 250ml cho người bình thường, nhưng không nên lạm dụng vì có thể gây dư thừa natri, ảnh hưởng đến huyết áp và sức khỏe tim mạch. Tốt nhất là nên uống cách ngày và kết hợp với các dinh dưỡng khác.

Quý vị nên uống vào buổi sáng để hỗ trợ tiêu hóa tốt hơn, và những người có bệnh nền như huyết áp thấp, tim mạch, hoặc phụ nữ mang thai nên tham khảo ý kiến bác sĩ trước khi uống.

Cách dùng cần tây

- Salad: Cần tây thái lát có thể thêm vào salad để tạo độ giòn và hương vị.
- Sinh tố: Cần tây có thể xay nhuyễn với các loại rau củ quả khác để làm sinh tố detox.
- Nấu chín: Cần tây có thể xào, hấp hoặc nướng để làm các món ăn phụ.
- Nước ép: Nước ép cần tây được ưa chuộng trong các liệu trình detox và làm đẹp da.

Tác dụng phụ

- Dị ứng: Một số người có thể bị dị ứng với cần tây, gây ra các triệu chứng như ngứa, phát ban, và trong trường hợp nặng, khó thở.
- Độc tính khi sử dụng quá nhiều: Dùng cần tây quá nhiều có thể dẫn đến lượng natri cao, gây tăng huyết áp.
- Tương tác thuốc: Cần tây có thể tương tác với một số thuốc như thuốc chống đông máu.

Quý vị nào hạn chế dùng cần tây?

Không phải ai cũng phù hợp để sử dụng cần tây, dù đây là loại rau được ưa chuộng trong ăn kiêng và giảm cân. Trước hết, những người bị dị ứng với cần tây cần tránh hoàn toàn, vì cần tây có thể gây phản ứng dị ứng nghiêm trọng như ngứa, phát ban, phù mạch hoặc khó thở. Bệnh nhân bị bệnh thận cũng nên thận trọng, vì sử dụng cần tây với lượng lớn có thể làm tăng áp lực lọc của thận và ảnh hưởng đến cân bằng điện giải, đặc biệt ở người có chức năng thận suy giảm.

Ngoài ra, vì cần tây chứa hàm lượng vitamin K tương đối cao, những người đang dùng thuốc chống đông máu như warfarin cần theo dõi sát sao, do vitamin K có thể làm giảm hiệu quả của thuốc và tăng nguy cơ hình thành cục máu đông. Đối với phụ nữ mang thai, việc uống nước ép cần tây hoặc sử dụng với liều cao không được khuyến khích, vì một số tài liệu cho thấy cần tây có thể kích thích co bóp tử cung, tiềm ẩn nguy cơ không an toàn cho thai kỳ. Do đó, phụ nữ mang thai nên tham khảo ý kiến bác sĩ trước khi dùng cần tây với số lượng lớn.

12.6. CỦ CẢI TRẮNG

Củ cải trắng là một loại rau củ dễ trồng và được sử dụng phổ biến trong ẩm thực Việt Nam. Loại củ này chứa nhiều vitamin và khoáng chất thiết yếu như vitamin C, vitamin B6, folate, kali, canxi và magiê, cùng với lượng chất xơ dồi dào giúp cải thiện tiêu hóa và hỗ trợ nhu động ruột. Tuy nhiên, giá trị lớn nhất của củ cải trắng không nằm ở vitamin hay chất xơ, mà nằm ở các hợp chất chống oxy hóa và enzyme đặc biệt.

Củ cải trắng chứa nhiều flavonoid và phenolic, Đây là những chất có khả năng chống viêm và bảo vệ tế bào khỏi tổn thương do gốc tự do. Tuy nhiên, điểm nổi bật nhất khiến củ cải khác biệt với nhiều loại rau củ khác là enzyme myrosinase. Enzyme này phân giải glucosinolate (hợp chất tự nhiên trong họ cải) thành isothiocyanate, một hoạt chất sinh học đã được nghiên cứu với tác dụng kháng viêm mạnh, hỗ trợ gan thải độc, ức chế sự phát triển của tế bào ung thư, và giảm nguy cơ một số bệnh mạn tính. Đây chính là thành phần quan trọng nhất và cũng là giá trị khoa học lớn nhất của củ cải trắng.

Cách dùng củ cải trắng

Củ cải trắng rất đa dạng trong chế biến và phù hợp với nhiều món ăn Việt Nam. Quý vị có thể luộc hoặc hấp: giữ được độ ngọt và nhiều enzyme hữu ích. Hầm canh như canh củ cải hầm xương, canh rong biển củ cải là món tôi hay thích. Củ cải muối chua: giúp hỗ trợ tiêu hóa nhờ vi khuẩn probiotic. Món xào với thịt bò, hải sản hoặc đậu hũ.

Quý vị có thể ăn sống hoặc trộn gỏi: giúp giữ nguyên myrosinase, tăng hiệu quả tạo isothiocyanate. Lưu ý là enzyme Myrosinase dễ bị phân hủy ở nhiệt độ cao, vì vậy ăn củ cải sống, trộn gỏi hoặc muối chua nhẹ sẽ giữ được nhiều hoạt chất nhất.

Những ai nên hạn chế dùng củ cải trắng?

Mặc dù củ cải trắng mang lại nhiều lợi ích cho sức khỏe, vẫn có một số nhóm người nên hạn chế sử dụng để tránh tác dụng phụ không mong muốn. Trước hết, củ cải trắng chứa goitrogen, một hợp chất có thể cản trở hấp thu iod và làm giảm hoạt động của tuyến giáp. Do đó, những người đã có bệnh tuyến giáp, đặc biệt là suy giáp, nên hạn chế ăn quá nhiều củ cải hoặc cần tham khảo ý kiến bác sĩ trước khi dùng thường xuyên.

Ngoài ra, củ cải trắng có hàm lượng chất xơ cao và thuộc họ cải nên dễ sinh hơi trong quá trình tiêu hóa. Điều này có thể gây khó chịu cho những người mắc hội chứng ruột kích thích (IBS), người thường xuyên đầy hơi - chướng bụng hoặc những ai có hệ tiêu hóa nhạy cảm. Một số người cũng có thể bị dị ứng với củ cải trắng, với biểu hiện từ nhẹ như ngứa, phát ban cho đến nghiêm trọng hơn như khó thở, dù trường hợp này khá hiếm gặp.

Cuối cùng, ăn củ cải sống với lượng lớn đôi khi có thể gây nóng rát hoặc kích ứng dạ dày do acid tự nhiên trong củ. Những người có dạ dày yếu hoặc từng bị viêm loét dạ dày nên đặc biệt chú ý khi dùng củ cải sống và ưu tiên chế biến chín để giảm kích ứng.

12.7. NHÂN SÂM

Nhân sâm là một trong những thảo dược quý giá và được sử dụng lâu đời tại nhiều quốc gia châu Á để tăng cường sức khỏe toàn diện. Tuy nhiên, để đạt được hiệu quả tốt nhất, nhân sâm cần được sử dụng đúng cách và chọn mua từ nguồn uy tín. Nhân sâm tươi thường giữ được nhiều hoạt chất hơn so với các sản phẩm đã qua xử lý hay đóng hộp.

Giá trị quan trọng nhất của nhân sâm nằm ở hàm lượng *ginsenosides*, là nhóm saponin đặc trưng chỉ có trong nhân sâm. Đây là hoạt chất quyết định phần lớn tác dụng dược lý của loại thảo dược này. Ginsenosides có khả năng chống viêm, chống oxy hóa mạnh, hỗ trợ tăng cường miễn dịch, cải thiện chức năng não bộ và giảm mệt mỏi. Nhờ vậy, nhân sâm được xem là thảo dược có tác dụng toàn diện lên hệ thần kinh, hệ miễn dịch và chuyển hóa năng lượng.

Bên cạnh ginsenosides, nhân sâm còn chứa:

- Polysaccharides: tăng cường miễn dịch và hỗ trợ sức khỏe đường ruột.
- Polyacetylenes: có tiềm năng chống ung thư và giảm viêm theo nghiên cứu thực nghiệm.
- Axit amin: cung cấp dưỡng chất cần thiết cho tế bào.
- Vitamin và khoáng chất: như B1, B2, B12, folate, kẽm, sắt, magiê, mangan và kali — giúp hỗ trợ chuyển hóa và tăng năng lượng, nhưng không phải là giá trị chính của nhân sâm.

Nhân sâm chủ yếu được trồng tại Trung Quốc, Hàn Quốc và Nhật Bản, trong đó Hàn Quốc nổi tiếng với hồng sâm (red ginseng) giàu ginsenosides hơn, còn Trung Quốc chủ yếu sản xuất nhân sâm trắng (white ginseng).

Khi chọn nhân sâm, người dùng nên biết cách phân biệt sâm thật và sâm giả. Nhân sâm thật có hình dáng giống người, rễ phân nhánh tự nhiên, kích thước vừa phải. Mùi thơm đặc trưng, vị hơi đắng nhưng hậu ngọt là dấu hiệu quan trọng của nhân sâm chất lượng. Khi cắt lát, sâm thật có vân sâm rõ ràng, thớ chắc, trong khi sâm giả thường lỏng lẻo, không có hoa văn đặc trưng. Màu sắc sâm thật dao động từ vàng nhạt đến nâu, không quá sáng hoặc quá tối. Cuối cùng, do quá trình trồng và thu hoạch công phu, nhân sâm thật có giá cao; nếu sản phẩm quá rẻ, người mua nên cảnh giác nguy cơ sâm giả hoặc kém chất lượng.

Dùng nhân sâm

1. Trà sâm: Quý vị có thể cắt lát mỏng nhân sâm, hãm với nước nóng trong 10-15 phút rồi uống.
2. Nấu canh: Nhân sâm có thể được sử dụng trong các món canh bổ dưỡng như canh gà hầm sâm.

3. Ngâm mật ong: Ngâm lát nhân sâm trong mật ong để dùng dần, mỗi lần dùng một ít để tăng cường sức khỏe.
4. Bột sâm: Xay nhân sâm thành bột và pha với nước ấm để uống.

Quý vị nào hạn chế dùng nhân sâm?

Mặc dù nhân sâm được xem là thảo dược quý với nhiều lợi ích cho sức khỏe, không phải ai cũng phù hợp để sử dụng. Trước hết, phụ nữ mang thai và cho con bú nên thận trọng vì một số hoạt chất trong nhân sâm, nhất là nếu có chất bảo quản, có thể ảnh hưởng đến sự phát triển của thai nhi và trẻ nhỏ; do vậy, việc dùng nhân sâm trong giai đoạn này cần có hướng dẫn từ bác sĩ. Người bị cao huyết áp cũng cần hạn chế, vì nhân sâm có thể làm tăng huyết áp hoặc khiến huyết áp dao động khó kiểm soát.

Những người có rối loạn đông máu hoặc đang dùng thuốc chống đông cũng cần đặc biệt lưu ý, vì nhân sâm có khả năng ảnh hưởng đến quá trình kết tập tiểu cầu, làm tăng nguy cơ chảy máu. Tương tự, người đang sử dụng các thuốc điều trị mạn tính - bao gồm thuốc huyết áp, thuốc tiểu đường, thuốc điều hòa miễn dịch và chống trầm cảm - cần tham khảo ý kiến bác sĩ để tránh tương tác thuốc không mong muốn. Cuối cùng, trẻ em dưới 12 tuổi không nên dùng nhân sâm trừ khi có chỉ định rõ ràng từ bác sĩ, vì hệ nội tiết và miễn dịch của trẻ còn đang phát triển và dễ nhạy cảm với thảo dược có hoạt tính mạnh.

12.8. NẤM LINH CHI

Nấm linh chi (Ganoderma lucidum) là một loại nấm dược liệu được sử dụng hơn 2.000 năm trong y học cổ truyền châu Á, đặc biệt tại Trung Quốc, Hàn Quốc và Nhật Bản. Đây là một trong những loại nấm có giá trị cao nhất nhờ chứa nhiều hoạt chất sinh học mạnh, mang lại lợi ích cho miễn dịch, tim mạch và sức khỏe tổng thể. Nấm linh chi có thể mọc tự nhiên trên thân cây mục, nhưng ngày nay chủ yếu được nuôi trồng trên các giá thể đặc biệt để đảm bảo chất lượng và hàm lượng hoạt chất ổn định.

Giá trị quan trọng nhất của nấm linh chi nằm ở nhóm hoạt chất polysaccharide và triterpenoid, hai thành phần tạo nên tác dụng miễn dịch và chống viêm mạnh mẽ của loại nấm này.

- Polysaccharide, đặc biệt là beta-glucan, giúp tăng cường hoạt động của hệ miễn dịch, hỗ trợ cơ thể chống lại nhiễm trùng và có tiềm năng hỗ trợ điều trị ung thư theo các nghiên cứu thực nghiệm.
- Triterpenoid là nhóm hoạt chất có tác dụng chống viêm, giảm cholesterol, bảo vệ gan và có vai trò quan trọng trong việc điều hòa miễn dịch.

Bên cạnh đó, nấm linh chi còn cung cấp các Axit amin thiết yếu giúp nuôi dưỡng tế bào, các khoáng chất như kali, magiê, canxi và kẽm. Nấm cũng có các chất chống oxy hóa mạnh, giúp bảo vệ tế bào khỏi tổn thương do gốc tự do và làm chậm quá trình lão hóa

Chính sự kết hợp của polysaccharide, beta-glucan và triterpenoid khiến nấm linh chi trở thành một trong những thảo dược có tiềm năng hỗ trợ phòng ngừa bệnh mạn tính, tăng cường miễn dịch và cải thiện sức khỏe tổng thể.

Phân biệt nấm linh chi thật và giả?

Nấm linh chi thật thường có mùi thơm thảo dược nhẹ, vị đắng đặc trưng và màu nâu đỏ tự nhiên, không đều hoàn toàn. Bề mặt nấm bóng vừa phải, mặt dưới có lớp bào tử mỏng màu vàng nhạt và khi cào nhẹ có bột rơi ra. Thịt nấm thật rất cứng, chắc và trọng lượng nhẹ hơn so với kích thước. Khi đun, nước có màu vàng nâu và mùi thơm dịu. Ngược lại, nấm linh chi giả thường có màu quá đều hoặc quá đậm như nhuộm, bề mặt bóng bất thường, không có bào tử ở mặt dưới và có mùi hóa chất. Khi đun, nước có màu lạ và vị không tự nhiên. Ngoài ra, giá quá rẻ và nguồn gốc không rõ ràng cũng là dấu hiệu đáng nghi ngờ.

Sử dụng nấm linh chi

1. Dạng trà
    - Chuẩn bị: Thái lát hoặc nghiền nấm linh chi thành bột.
    - Cách làm: Cho khoảng 5-10g nấm linh chi vào nồi, đun sôi với 1 lít nước trong khoảng 30-60 phút. Lọc lấy nước uống, có thể uống nóng hoặc để nguội.
2. Dạng bột
    - Cách dùng: Trộn bột nấm linh chi vào nước ấm, sữa, hoặc sinh tố. Liều dùng khoảng 1-2 thìa cà phê mỗi ngày.
3. Dạng viên
    - Cách dùng: Sử dụng theo hướng dẫn của nhà sản xuất. Thường là 1-2 viên mỗi ngày.
4. Nấu ăn
    - Canh: Thêm lát nấm linh chi vào các món canh hoặc súp để tăng cường dinh dưỡng và hương vị.

Quý vị nào hạn chế dùng nấm linh chi?

Mặc dù nấm linh chi được xem là thảo dược hỗ trợ miễn dịch và sức khỏe tổng thể, không phải ai cũng phù hợp để sử dụng. Trước hết, những người dị ứng với nấm cần tránh hoàn toàn vì nấm linh chi có thể gây phản ứng dị ứng từ nhẹ như ngứa, nổi mẩn đến nghiêm trọng như khó thở hoặc phù mạch. Phụ nữ mang thai và cho con bú cũng nên thận trọng, bởi hiện chưa có đủ nghiên cứu về độ an toàn của nấm linh chi trong hai giai đoạn này; tốt nhất là tham khảo ý kiến bác sĩ trước khi dùng.

Những người đang sử dụng thuốc chống đông máu như warfarin cần đặc biệt lưu ý, vì nấm linh chi có khả năng làm tăng nguy cơ chảy máu do ảnh hưởng đến quá trình kết tập tiểu cầu. Tương tự, bệnh nhân bị huyết áp thấp cũng không nên dùng vì nấm linh chi có thể làm huyết áp tụt thêm, gây chóng mặt hoặc choáng váng. Ngoài ra, người chuẩn bị phẫu thuật nên ngừng sử dụng nấm linh chi ít nhất 2 tuần trước khi mổ để giảm nguy cơ chảy máu trong và sau phẫu thuật.

12.9. NẤM MÈO

Nấm mèo, hay mộc nhĩ đen (Auricularia auricula-judae), là một loại nấm quen thuộc trong ẩm thực châu Á và được đánh giá cao nhờ giá trị dinh dưỡng phong phú. Loại nấm này cung cấp một lượng protein thực vật với các axit amin thiết yếu, cùng chất xơ hòa tan giúp hỗ trợ tiêu hóa, giảm cholesterol và cải thiện sức khỏe tim mạch. Nấm mèo còn chứa các vitamin quan trọng như vitamin B2 và vitamin D, cùng nhiều khoáng chất thiết yếu bao gồm sắt, canxi, magiê, kali và phốt pho, góp phần hỗ trợ xương, máu và chuyển hóa tế bào.

Tuy nhiên, giá trị quan trọng nhất của nấm mèo nằm ở hàm lượng cao các chất chống oxy hóa, đặc biệt là polyphenol và flavonoid. Đây là những hợp chất có tác dụng mạnh mẽ trong việc giảm viêm, trung hòa gốc tự do, bảo vệ tế bào và hỗ trợ phòng ngừa bệnh mạn tính, bao gồm bệnh tim mạch, tiểu đường và ung thư. Nhờ đặc tính chống oxy hóa tự nhiên này, nấm mèo được xem là một trong những loại nấm lành mạnh nhất trong chế độ ăn Á Đông.

Nấm mèo thường mọc tự nhiên trên thân cây mục hoặc được nuôi trồng rộng rãi trên các giá thể đặc biệt. Loại nấm này phổ biến ở Trung Quốc, Nhật Bản và Việt Nam, nơi nó được sử dụng trong nhiều món ăn như canh, xào, gỏi và các món chay.

Cách sử dụng nấm mèo

1. Chế biến trước khi sử dụng
   - Ngâm nước: Ngâm nấm mèo khô trong nước ấm khoảng 30-60 phút cho đến khi nở ra và mềm.
   - Rửa sạch: Sau khi ngâm, rửa sạch nấm dưới vòi nước chảy để loại bỏ cát và tạp chất.
2. Nấu ăn
   - Xào: Nấm mèo có thể xào với rau củ, thịt, hoặc hải sản. Thêm gia vị như tỏi, hành, nước mắm để tăng hương vị.
   - Nấu canh: Nấm mèo có thể thêm vào các món canh, súp để tăng cường dinh dưỡng và độ giòn.
   - Trộn gỏi: Nấm mèo thái nhỏ có thể trộn gỏi cùng với rau sống và nước sốt chua ngọt.

Quý vị nào nên hạn chế dùng nấm mèo?

Mặc dù nấm mèo là thực phẩm bổ dưỡng và được sử dụng rộng rãi trong ẩm thực Việt Nam, không phải ai cũng phù hợp để dùng loại nấm này. Trước hết, những người bị dị ứng với nấm cần tránh hoàn toàn, vì nấm mèo vẫn là một loại nấm giàu protein thực vật và có thể gây phản ứng dị ứng từ ngứa nhẹ cho đến mề đay hoặc khó thở. Người mắc bệnh tự miễn cũng nên thận trọng, vì một số thành phần hoạt tính trong nấm mèo có thể tác động lên hệ miễn dịch và khiến triệu chứng bệnh trở nên khó kiểm soát.

Ngoài ra, nấm mèo chứa các hợp chất có thể làm loãng máu tự nhiên, vì vậy những người đang dùng thuốc chống đông máu như warfarin cần lưu ý tránh sử dụng thường xuyên để không làm tăng nguy cơ chảy máu. Cuối cùng, nấm mèo có hàm lượng chất xơ khá cao, nên những người đang gặp vấn đề tiêu hóa như đầy hơi, khó tiêu hoặc Ibác sĩ (hội chứng ruột kích thích) chỉ nên dùng với lượng nhỏ để tránh gây khó chịu cho đường ruột.

12.10. ĐẬU CÔ VE

Đậu cô ve (Phaseolus vulgaris) là một loại rau củ giàu dinh dưỡng và dễ chế biến, thường xuất hiện trong bữa ăn của nhiều gia đình Việt Nam. Loại đậu này cung cấp protein thực vật với các axit amin thiết yếu, cùng chất xơ hỗ trợ tiêu hóa, giúp kiểm soát đường huyết và duy trì cảm giác no lâu. Đậu cô ve cũng giàu các vitamin quan trọng như vitamin A, C, K và nhóm vitamin B (B1, B2, B6, folate), giúp tăng cường miễn dịch, bảo vệ mắt và hỗ trợ chuyển hóa năng lượng. Bên cạnh đó, loại đậu này còn chứa nhiều khoáng chất thiết yếu như sắt, canxi, magiê, mangan, kali và kẽm, đóng vai trò quan trọng trong hoạt động cơ bắp, xương và hệ tuần hoàn.

Tuy nhiên, giá trị nổi bật nhất của đậu cô ve nằm ở các chất chống oxy hóa tự nhiên, đặc biệt là flavonoid và carotenoid. Đây là những hợp chất giúp giảm viêm, trung hòa gốc tự do và bảo vệ tế bào, từ đó góp phần giảm nguy cơ mắc bệnh tim mạch, tiểu đường và một số bệnh mạn tính khác. Nhờ những thành phần này, đậu cô ve không chỉ là thực phẩm giàu dinh dưỡng mà còn mang lại lợi ích lâu dài cho sức khỏe.

Dùng đậu cô ve

- Xào: Đậu cô ve xào tỏi, dầu hào, hoặc xào với thịt gà, thịt bò.
- Luộc: Đậu cô ve luộc chấm với nước mắm hoặc sốt.
- Ăn tươi salad: Đậu cô ve trộn salad với các loại rau sống và sốt chua ngọt.
- Nấu canh: Đậu cô ve nấu canh với thịt hoặc tôm, hải sản.

Quý vị nào nên hạn chế dùng đậu cô ve?

Mặc dù đậu cô ve là thực phẩm giàu dinh dưỡng và rất tốt cho sức khỏe, vẫn có một số nhóm đối tượng nên hạn chế sử dụng để tránh tác dụng không mong muốn. Những người bị dị ứng với các loại đậu cần đặc biệt cẩn trọng, vì đậu cô ve thuộc họ đậu (Fabaceae) và có thể gây phản ứng dị ứng tương tự, từ ngứa nhẹ, nổi mề đay đến khó thở ở trường hợp nặng. Quý vị bị gout cũng nên hạn chế ăn đậu cô ve, bởi loại đậu này chứa purine, chất có thể làm tăng nồng độ acid uric trong máu và kích hoạt cơn đau gout cấp.

Ngoài ra, những người có rối loạn tiêu hóa, đặc biệt là người dễ đầy hơi, khó tiêu hoặc mắc hội chứng ruột kích thích (IBS), có thể gặp khó chịu khi ăn đậu cô ve do hàm lượng chất xơ và các carbohydrate khó phân giải trong họ đậu. Các trường hợp này nên ăn với lượng vừa phải và quan sát phản ứng của cơ thể để điều chỉnh phù hợp.

12.11. BÍ NGÒI

Bí ngòi (Cucurbita pepo), còn được gọi là bí xanh hoặc zucchini, là một loại rau củ giàu dinh dưỡng, dễ chế biến và phù hợp với nhiều món ăn hằng ngày. Bí ngòi chứa nhiều vitamin quan trọng như vitamin A, C, K, B6 và folate, giúp tăng cường miễn dịch, hỗ trợ mắt và thúc đẩy quá trình tạo máu. Loại rau này cũng cung cấp các khoáng chất thiết yếu như kali, magiê, mangan, canxi và sắt, những thành phần quan trọng trong việc điều hòa huyết áp, duy trì sức khỏe xương và hoạt động của cơ bắp.

Ngoài ra, bí ngòi giàu chất xơ, hỗ trợ tiêu hóa, kiểm soát đường huyết và tăng cảm giác no, giúp ích cho người đang giảm cân hoặc người mắc bệnh tiểu đường. Tuy nhiên, giá trị nổi bật nhất của bí ngòi nằm ở hàm lượng cao các chất chống oxy hóa như lutein và zeaxanthin, hai carotenoid đóng vai trò quan trọng trong việc bảo vệ mắt, giảm nguy cơ thoái hóa điểm vàng và chống lại tác hại của ánh sáng xanh.

Dùng bí ngòi

- Xào: Bí ngòi xào tỏi, dầu hào, hoặc xào với thịt gà, thịt bò.
- Nướng: Bí ngòi có thể nướng với dầu olive và gia vị, hoặc nướng cùng với thịt và rau củ khác.
- Luộc: Bí ngòi luộc chấm với nước mắm hoặc sốt.
- Salad: Bí ngòi sống thái lát mỏng trộn salad với các loại rau sống và sốt chua ngọt.
- Nấu canh: Bí ngòi nấu canh với tôm và rau củ khác.

Quý vị nào nên hạn chế dùng bí ngòi?

Mặc dù bí ngòi là loại rau củ lành mạnh và giàu dinh dưỡng, vẫn có một số nhóm người nên thận trọng khi sử dụng. Trước hết, những người bị dị ứng với họ bí hoặc từng có phản ứng dị ứng với các loại bí khác nên tránh dùng bí ngòi, vì các protein thực vật tương tự có thể gây ngứa, phát ban hoặc các triệu chứng dị ứng khác. Người mắc hội chứng ruột kích thích (IBS) cũng có thể gặp triệu chứng đầy hơi, chướng bụng hoặc khó tiêu khi ăn bí ngòi, do loại rau này chứa lượng chất xơ và carbohydrate lên men (FODMAP) nhất định; trong trường hợp này, nên ăn với lượng nhỏ và theo dõi phản ứng của cơ thể.

Ngoài ra, những người có vấn đề tiêu hóa hoặc dạ dày nhạy cảm nên sử dụng bí ngòi một cách điều độ. Ăn quá nhiều bí ngòi sống hoặc chế biến không kỹ có thể gây khó chịu dạ dày, vì vậy nên kết hợp với các thực phẩm dễ tiêu hoặc nấu chín nhẹ để giảm kích ứng đường tiêu hóa. Nếu đang có bệnh lý nền về tiêu hóa, tốt nhất nên tham khảo ý kiến bác sĩ trước khi sử dụng bí ngòi thường xuyên.

12.12. RAU DỀN

Rau dền (Amaranthus) là một loại rau lá xanh quen thuộc trong bữa ăn người Việt, giàu dinh dưỡng và dễ chế biến trong nhiều món ăn hằng ngày. Tuy nhiên, điều khiến rau dền đặc biệt hơn nhiều loại rau lá khác chính là hàm lượng chất chống oxy hóa và protein thực vật cao, giúp bảo vệ tế bào, giảm viêm và hỗ trợ sức khỏe toàn thân.

Rau dền cung cấp nhiều vitamin thiết yếu như vitamin A, C, K và nhóm vitamin B (B1, B2, B6, folate), đồng thời chứa các khoáng chất quan trọng như canxi, sắt, magiê, phốt pho, kali và kẽm—các thành phần góp phần hỗ trợ xương, máu và chức năng cơ bắp.

Ngoài ra, rau dền giàu chất xơ, giúp cải thiện tiêu hóa, kiểm soát đường huyết và duy trì cảm giác no lâu. Đặc biệt, rau dền chứa lượng polyphenol, flavonoid và beta-carotene cao hơn nhiều loại rau khác, mang đến khả năng chống oxy hóa mạnh, giúp giảm nguy cơ bệnh mạn tính. Một điểm nổi bật nữa là rau dền có hàm lượng protein thực vật khá cao, vượt trội so với nhiều loại rau lá, khiến nó trở thành lựa chọn tuyệt vời trong chế độ ăn lành mạnh.

Cách dùng rau dền

- Luộc: Rau dền luộc chấm với nước mắm hoặc sốt.
- Xào: Rau dền xào tỏi, dầu hào, hoặc xào với thịt gà, thịt bò.
- Nấu canh: Rau dền nấu canh với tôm, thịt băm hoặc xương hầm.
- Salad: Rau dền sống thái nhỏ trộn salad với các loại rau sống và sốt chua ngọt.

Quý vị nào nên hạn chế dùng rau dền?

Mặc dù rau dền là loại rau lá xanh giàu dinh dưỡng và mang lại nhiều lợi ích cho sức khỏe, vẫn có một số nhóm người nên hạn chế hoặc tránh sử dụng. Trước hết, những người bị dị ứng với rau lá xanh hoặc từng có phản ứng dị ứng với rau dền cần tránh hoàn toàn, vì các protein thực vật trong rau dền có thể gây ngứa, nổi mề đay hoặc khó thở.

Bệnh nhân bị bệnh thận hoặc có tiền sử sỏi thận cũng cần đặc biệt thận trọng. Rau dền chứa hàm lượng oxalat tương đối cao, có thể làm tăng nguy cơ hình thành sỏi thận, đặc biệt là sỏi canxi oxalat. Tương tự, người mắc bệnh gout nên hạn chế rau dền, vì loại rau này chứa purine, chất có thể làm tăng acid uric trong máu và kích hoạt cơn gout.

Cuối cùng, những người có vấn đề tiêu hóa, chẳng hạn như đầy hơi, chướng bụng hoặc hội chứng ruột kích thích (IBS), có thể gặp khó chịu khi ăn rau dền do hàm lượng chất xơ và carbohydrate lên men. Các trường hợp này nên ăn với lượng vừa phải và theo dõi phản ứng của cơ thể để điều chỉnh phù hợp.

12.13. CỦ CẢI ĐỎ (CỦ DỀN)

Củ cải đỏ (Raphanus Sativus) là một loại rau củ giàu dinh dưỡng, dễ chế biến và phù hợp với nhiều món ăn hằng ngày. Nhờ hương vị thanh mát và độ giòn tự nhiên, củ cải đỏ thường được sử dụng trong salad, món xào hoặc muối chua. Tuy nhiên, để đảm bảo an toàn sức khỏe, quý vị vẫn cần thận trọng khi sử dụng, đặc biệt là những người có bệnh nền hoặc đang dùng thuốc điều trị.

Về dinh dưỡng, củ cải đỏ cung cấp nhiều vitamin quan trọng như vitamin C, vitamin B6, vitamin K và folate, giúp tăng cường miễn dịch, hỗ trợ máu và cải thiện sức khỏe da. Loại củ này cũng giàu khoáng chất thiết yếu như kali, canxi, magiê, phốt pho, sắt và kẽm, góp phần hỗ trợ tim mạch, xương và hoạt động của tế bào. Hàm lượng chất xơ cao trong củ cải đỏ giúp hỗ trợ tiêu hóa và ổn định đường huyết, đặc biệt hữu ích cho người muốn kiểm soát cân nặng hoặc tăng cường hệ tiêu hóa.

Tuy nhiên, giá trị nổi bật nhất của củ cải đỏ nằm ở hàm lượng chất chống oxy hóa mạnh, nhất là flavonoid và anthocyanin, chất tạo màu đỏ đặc trưng. Anthocyanin đã được nghiên cứu với khả năng giảm viêm, bảo vệ tim mạch, hỗ trợ chức năng mạch máu và giảm nguy cơ mắc bệnh mạn tính, bao gồm tiểu đường và ung thư. Chính sự kết hợp giữa chất xơ và anthocyanin khiến củ cải đỏ trở thành một trong những loại rau củ có lợi nhất cho sức khỏe tim mạch và chuyển hóa.

Cách dùng củ cải đỏ

- Ăn sống: Củ cải đỏ thái lát mỏng, ăn kèm với salad hoặc làm đồ chấm.
- Xào: Củ cải đỏ xào với tỏi, dầu hào, hoặc xào với thịt gà, thịt bò.
- Luộc: Củ cải đỏ luộc chấm với nước mắm hoặc sốt.
- Nấu canh: Củ cải đỏ nấu canh với tôm, thịt băm hoặc xương hầm.
- Muối chua: Củ cải đỏ có thể được muối chua để ăn kèm với cơm hoặc các món nướng.

Quý vị nào nên hạn chế dùng củ cải đỏ?

Mặc dù củ cải đỏ mang lại nhiều lợi ích cho sức khỏe, không phải ai cũng phù hợp để sử dụng loại rau củ này trong khẩu phần hằng ngày. Trước hết, những người bị dị ứng với họ củ cải cần tránh dùng hoàn toàn vì các protein thực vật trong củ cải đỏ có thể gây phản ứng dị ứng như ngứa, phát ban hoặc khó thở. Người mắc bệnh thận hoặc có tiền sử sỏi thận cũng nên hạn chế sử dụng, bởi củ cải đỏ chứa oxalat — chất có thể làm tăng nguy cơ hình thành sỏi thận, đặc biệt là sỏi canxi oxalat.

Ngoài ra, những người có vấn đề về tuyến giáp cần thận trọng, vì củ cải đỏ chứa goitrogen, một hợp chất có khả năng cản trở hấp thu iod và ảnh hưởng đến hoạt động của tuyến giáp nếu tiêu thụ quá nhiều, đặc biệt ở người đã có suy giáp. Cuối cùng, hàm lượng chất xơ và khả năng sinh hơi của họ cải có thể gây đầy hơi, chướng bụng hoặc khó tiêu, nhất là ở những người có hệ tiêu hóa nhạy cảm. Các trường hợp này nên ăn với lượng vừa phải và theo dõi phản ứng của cơ thể để điều chỉnh phù hợp.

12.14. CÀ RỐT

Cà rốt là một trong những loại rau củ phổ biến nhất trong ẩm thực Việt Nam và trên thế giới. Nhờ vị ngọt nhẹ, màu sắc đẹp mắt và khả năng kết hợp với nhiều món ăn, cà rốt không chỉ mang lại giá trị dinh dưỡng phong phú mà còn hỗ trợ sức khỏe toàn diện. Tuy nhiên, mặc dù rất tốt, không phải ai cũng nên sử dụng cà rốt quá thường xuyên hoặc với lượng lớn.

Điểm nổi bật và quan trọng nhất của cà rốt là hàm lượng *beta-carotene* cực cao, một chất chống oxy hóa mạnh và là tiền chất của vitamin A. Beta-carotene giúp bảo vệ mắt, cải thiện thị lực, giảm nguy cơ thoái hóa điểm vàng, tăng cường hệ miễn dịch. Ngoài ra, chất này cũng bảo vệ da và chống lão hóa, giảm stress oxy hóa và nguy cơ bệnh mạn tính

Cà rốt là một trong những thực phẩm giàu carotenoid nhất, khiến nó trở thành "siêu thực phẩm" cho mắt và làn da. Ngoài beta-carotene, cà rốt còn chứa Vitamin C, K, B6, chất xơ (tốt cho tiêu hóa và đường huyết), một ít khoáng chất như kali và mangan, và các chất chống oxy hóa như lutein và anthocyanin

Dùng cà rốt

1. Nấu chín nhẹ giúp tăng hấp thu beta-carotene. Do Beta-carotene tan trong chất béo, quý vị nên xào cà rốt với dầu ô liu hoặc dầu mè giúp tăng hấp thu vitamin A. Ngoài ra, hấp hoặc luộc nhẹ giúp phá vỡ thành tế bào thực vật, tăng khả năng hấp thu chất chống oxy hóa.

2. Quý vị có thể ăn sống vẫn tốt nhưng hấp thu thấp hơn. Cà rốt sống giữ được vitamin C và chất xơ, nhưng beta-carotene hấp thu kém hơn so với khi có dầu.

Lưu ý quan trọng, trẻ nhỏ không nên ăn cà rốt sống dạng miếng lớn vì nguy cơ hóc nghẹn. Quý vị cũng không nên uống quá nhiều nước ép cà rốt do dễ tăng đường huyết.

Quý vị nào hạn chế dùng cà rốt?

Mặc dù cà rốt là thực phẩm giàu dinh dưỡng, một số người vẫn cần thận trọng khi sử dụng. Người bị tiểu đường nên hạn chế nước ép cà rốt vì hàm lượng đường tự nhiên cao có thể làm tăng đường huyết nhanh; thay vào đó nên ăn cà rốt nguyên củ hoặc nấu chín ở lượng vừa phải.

Những trường hợp vàng da caroten (carotenemia) cũng cần giảm lượng cà rốt, vì ăn quá nhiều có thể khiến lòng bàn tay, bàn chân chuyển màu vàng do thừa beta-carotene, tuy không nguy hiểm nhưng gây mất thẩm mỹ. Người có hệ tiêu hóa nhạy cảm dễ bị đầy hơi, chướng bụng hoặc táo bón khi ăn quá nhiều cà rốt sống do hàm lượng chất xơ cao, nên ăn với lượng vừa phải và uống đủ nước.

Trẻ dưới 1 tuổi không nên uống nước ép cà rốt đặc vì có thể gây rối loạn tiêu hóa; thay vào đó nên dùng cà rốt nấu mềm, nghiền hoặc cắt nhỏ phù hợp với độ tuổi. Ngoài ra, dù cà rốt là thực phẩm FODMAP thấp, người ăn kiêng FODMAP hoặc mắc hội chứng ruột kích thích (IBS) vẫn có thể gặp triệu chứng nếu uống nước ép cà rốt quá nhiều và cần theo dõi phản ứng của cơ thể.

12.15. TRÁI LỰU

Lựu là một loại trái cây giàu dinh dưỡng với hương vị đặc trưng và nhiều lợi ích cho sức khỏe, nhưng một số người vẫn cần thận trọng khi sử dụng để tránh tác dụng không mong muốn.

Những quý vị nào có bệnh lý đặc biệt hoặc đang dùng thuốc điều trị nên tham khảo ý kiến bác sĩ trước, vì lựu có thể tương tác với một số loại thuốc, đặc biệt là thuốc chuyển hóa qua gan.

Trái lựu cung cấp lượng lớn vitamin C, vitamin K, vitamin B5 và folate, giúp tăng cường miễn dịch, bảo vệ da và hỗ trợ quá trình tạo máu. Trái lựu cũng giàu khoáng chất như kali, magiê, đồng, sắt và mangan, những chất thiết yếu cho hoạt động của tim mạch, cơ bắp và hệ thần kinh. Lựu có hàm lượng chất xơ cao, giúp cải thiện tiêu hóa và duy trì sức khỏe đường ruột, đồng thời hỗ trợ kiểm soát đường huyết.

Tuy nhiên, giá trị quan trọng nhất của lựu nằm ở hàm lượng cực cao các chất chống oxy hóa, đặc biệt là punicalagin và axit punicic, hai hoạt chất chỉ có ở quả lựu. Chúng có tác dụng chống viêm mạnh, bảo vệ tế bào khỏi tổn thương và giảm nguy cơ bệnh tim mạch. Lựu còn chứa nhiều polyphenol, gồm ellagitannin và flavonoid, giúp trung hòa gốc tự do, giảm viêm mạn tính và có tiềm năng ngăn ngừa ung thư theo một số nghiên cứu thực nghiệm. Chính sự kết hợp của các chất chống oxy hóa mạnh mẽ này khiến lựu trở thành một trong những loại trái cây có lợi nhất cho sức khỏe tim mạch, quá trình lão hóa và hệ miễn dịch.

Cách dùng lựu

- Ăn tươi: Lựu có thể ăn tươi bằng cách tách hạt ra khỏi vỏ. Hạt lựu có vị ngọt thanh và giòn.
- Nước ép: Ép lựu để lấy nước uống, có thể thêm đá và đường hoặc mật ong để tăng hương vị.
- Salad: Thêm hạt lựu vào các món salad trái cây hoặc rau củ để tăng hương vị và dinh dưỡng.
- Món tráng miệng: Lựu có thể dùng làm nguyên liệu trong các món tráng miệng như yogurt lựu, kem lựu hoặc thạch lựu.

- Chế biến thành nước sốt: Lựu có thể được chế biến thành nước sốt để dùng kèm với các món ăn khác.

Quý vị nào không nên dùng lựu?

Mặc dù lựu là loại trái cây giàu chất chống oxy hóa và mang lại nhiều lợi ích cho sức khỏe, vẫn có một số nhóm người cần hạn chế sử dụng để tránh nguy cơ không mong muốn. Trước hết, những ai bị dị ứng với lựu hoặc từng có phản ứng với các sản phẩm từ lựu nên tránh hoàn toàn, vì có thể gặp triệu chứng như ngứa, nổi mề đay hoặc khó thở. Người bị tiểu đường cũng cần thận trọng, vì lựu chứa lượng đường tự nhiên tương đối cao; do đó nên ăn với lượng vừa phải và theo dõi đường huyết sau khi ăn để tránh tăng đường đột ngột.

Một số người có vấn đề về tiêu hóa, đặc biệt là tiêu hóa kém hoặc dễ đầy hơi, có thể bị khó chịu sau khi ăn hạt lựu do hàm lượng chất xơ và phần hạt cứng. Trong trường hợp này, nên ăn lượng nhỏ hoặc chọn uống nước ép lựu lọc bỏ hạt.

Ngoài ra, lựu có thể tương tác với một số loại thuốc, nhất là thuốc hạ huyết áp và thuốc chống đông máu, làm thay đổi hiệu quả điều trị hoặc tăng nguy cơ chảy máu. Vì vậy, người đang sử dụng các thuốc này nên tham khảo ý kiến bác sĩ trước khi bổ sung lựu vào chế độ ăn hằng ngày.

Chương 13: Dinh Dưỡng Thức Uống

13.1. CAFE ĐEN

Cà phê là một trong những loại đồ uống phổ biến nhất trên thế giới, được làm từ hạt rang của cây cà phê thuộc họ Rubiaceae. Cây cà phê được trồng rộng rãi ở các vùng nhiệt đới và cận nhiệt đới, đặc biệt tại Brazil, Việt Nam, Colombia và Ethiopia. Một cốc cà phê đen 240ml hầu như không chứa calo, chỉ khoảng 2 kcal, với 0 g chất béo, 0 g carbohydrate, và 0.3 g protein nhưng lại chứa khoảng 95 mg caffeine, cùng với nhiều hợp chất chống oxy hóa có lợi như polyphenols.

Điểm quan trọng nhất của cà phê nằm ở hàm lượng caffeine và chất chống oxy hóa cao, giúp kích thích hệ thần kinh trung ương, tăng tỉnh táo và mang lại nhiều lợi ích cho sức khỏe. Caffeine giúp cải thiện sự tập trung, nâng cao năng lượng, cải thiện tâm trạng và tăng hiệu suất thể chất bằng cách tăng giải phóng adrenaline. Các nghiên cứu cho thấy uống cà phê đều đặn còn giúp giảm nguy cơ mắc bệnh Parkinson, Alzheimer, tiểu đường type 2 và một số loại ung thư như ung thư gan và đại trực tràng, nhờ vào tác dụng chống viêm và chống oxy hóa của các hợp chất trong cà phê.

Bên cạnh đó, cà phê còn hỗ trợ giảm cân bằng cách tăng tốc độ trao đổi chất và thúc đẩy quá trình đốt mỡ. Đây là lý do cà phê thường xuất hiện trong nhiều công thức bổ sung năng lượng và hỗ trợ tập luyện. Với những lợi ích này, cà phê không chỉ là thức uống giúp tỉnh táo, mà còn có giá trị như một "thực phẩm chức năng tự nhiên" mang lại nhiều lợi ích sức khỏe khi dùng đúng mức.

Bằng chứng khoa học

Nhiều nghiên cứu khoa học đã khẳng định lợi ích sức khỏe của cà phê, đặc biệt nhờ hàm lượng caffeine và chất chống oxy hóa tự nhiên trong hạt cà phê. Trước hết, tác dụng lên chức năng não được ghi nhận rõ ràng: caffeine giúp cải thiện trí nhớ ngắn hạn, tăng mức độ tỉnh táo, cải thiện tâm trạng và nâng cao hiệu suất nhận thức. Một phân tích tổng hợp lớn với 457.922 người tham gia cho thấy mỗi cốc cà phê uống hằng ngày giúp giảm 7% nguy cơ mắc bệnh tiểu đường loại 2, nhờ cải thiện độ nhạy insulin và tác dụng chống viêm của polyphenols.

Lợi ích đối với gan cũng được chứng minh, khi các nghiên cứu quan sát cho thấy uống cà phê đều đặn có thể giảm nguy cơ xơ gan, đặc biệt là xơ gan do rượu. Tương tự, nhiều nghiên cứu dịch tễ chỉ ra rằng những người uống cà phê thường xuyên có nguy cơ mắc bệnh Parkinson thấp hơn 32-60%, nhờ caffeine tác động lên hệ dopamine, chất dẫn truyền thần kinh quan trọng trong vận động.

Một trong những bằng chứng mạnh mẽ nhất về lợi ích của cà phê đến từ nghiên cứu quy mô lớn đăng trên *New England Journal of Medicine (NEJM)* năm 2012. Nghiên cứu này theo dõi hơn 400.000 người Mỹ trong 14 năm và cho thấy người uống cà phê có nguy cơ tử vong thấp hơn so với người không uống, ngay cả khi điều chỉnh cho các yếu tố như hút thuốc, chế độ ăn và lối sống. Cụ thể, người uống 2-5 cốc cà phê mỗi ngày có tỷ lệ tử vong thấp hơn đáng kể do các nguyên nhân tim mạch, hô hấp, tiểu đường và nhiễm trùng. Kết quả này củng cố bằng chứng rằng cà phê không chỉ cải thiện các chức năng trong ngắn hạn, mà còn liên quan đến tuổi thọ cao hơn.

Quý nào nên hạn chế dùng cafe?

Mặc dù cà phê mang lại nhiều lợi ích cho sức khỏe, một số nhóm người vẫn cần thận trọng khi sử dụng. Trước hết, những người bị loạn nhịp tim nên hạn chế uống cà phê vì caffeine có thể kích thích hệ thần kinh giao cảm, dẫn đến tăng nhịp tim và làm tình trạng loạn nhịp trở nên nghiêm trọng hơn. Phụ nữ mang thai và cho con bú cũng cần giới hạn lượng caffeine, vì caffeine có thể đi qua nhau thai và sữa mẹ, ảnh hưởng đến giấc ngủ và sự phát triển thần kinh của thai nhi và trẻ nhỏ.

Những người mắc loét dạ dày hoặc bệnh trào ngược dạ dày thực quản (GERD) cũng nên cẩn trọng, vì cà phê có khả năng kích thích tiết axit dạ dày và làm nặng thêm các triệu chứng như ợ nóng, đau rát và khó chịu vùng thượng vị. Tương tự, người bị loãng xương hoặc có nguy cơ loãng xương cao cũng nên điều chỉnh lượng cà phê nạp vào hằng ngày, vì tiêu thụ caffeine quá mức có thể làm giảm hấp thu canxi, ảnh hưởng đến mật độ xương nếu chế độ ăn thiếu canxi.

Ngoài ra, một số người có cơ địa nhạy cảm với caffeine có thể gặp lo lắng, hồi hộp, tăng huyết áp hoặc mất ngủ chỉ với lượng nhỏ cà phê. Những trường hợp này nên giảm liều, chuyển sang cà phê decaf hoặc tránh sử dụng hoàn toàn để đảm bảo sức khỏe và chất lượng giấc ngủ.

13.2. CAFE SỮA ĐÁ

Cà phê sữa đá là một trong những biểu tượng ẩm thực đặc trưng của Việt Nam, được làm từ cà phê pha phin hòa cùng sữa đặc có đường và đá viên. Một ly cà phê sữa đá 240 ml thường chứa khoảng 150-200 kcal, tùy thuộc lượng sữa đặc sử dụng. Trong đó có 2-4 g protein, 3-5 g chất béo, 25-30 g carbohydrate (phần lớn đến từ sữa đặc), cùng 80-100 mg caffeine. Đây là loại đồ uống vừa đậm đà hương vị cà phê, vừa ngọt béo nhờ sữa đặc, mang đến trải nghiệm độc đáo mà khó loại cà phê nào trên thế giới sánh được.

Điểm quan trọng nhất của cà phê sữa đá nằm ở sự kết hợp giữa caffeine và lượng đường trong sữa đặc, tạo nên nguồn năng lượng nhanh chóng nhưng cũng có thể làm tăng đường huyết nếu sử dụng quá nhiều. Caffeine giúp tăng sự tỉnh táo, nâng cao khả năng tập trung và cải thiện tâm trạng. Trong khi đó, carbohydrate từ sữa đặc cung cấp năng lượng tức thời, giảm mệt mỏi và tạo cảm giác sảng khoái, lý do mà cà phê sữa đá thường được dùng vào buổi sáng hoặc khi cần tỉnh táo trong công việc.

Không chỉ là thức uống tăng năng lượng, cà phê sữa đá còn mang giá trị văn hóa sâu sắc. Tại Việt Nam, cà phê sữa đá gắn liền với lối sống thư thả, những cuộc trò chuyện ở quán vỉa hè, hay những giờ nghỉ giữa công việc bận rộn. Hương vị ngọt đậm, thơm nồng và cảm giác mát lạnh từ ly cà phê sữa đá mang lại không chỉ sự tỉnh táo mà còn là khoảnh khắc thư giãn quen thuộc với nhiều người Việt.

Bằng chứng khoa học

Nhiều nghiên cứu (như trong phần cafe đen) đã chứng minh lợi ích của cà phê đối với sức khỏe, chủ yếu nhờ hàm lượng caffeine và các chất chống oxy hóa tự nhiên trong hạt cà phê. Caffeine hoạt động như một chất kích thích hệ thần kinh trung ương, giúp cải thiện trí nhớ ngắn hạn, nâng cao mức độ tỉnh táo, cải thiện tâm trạng và tăng hiệu suất nhận thức. Ngoài ra, caffeine còn thúc đẩy quá trình giải phóng adrenaline, từ đó tăng hiệu suất thể chất, cải thiện sức bền và khả năng tập trung trong hoạt động thể thao. Đây là lý do cà phê thường được sử dụng trước khi tập luyện hoặc làm việc cần sự tỉnh táo cao.

Trong khi đó, sữa, thành phần quan trọng của cà phê sữa đá, cũng có thể mang lại nhiều lợi ích dinh dưỡng. Sữa cung cấp protein chất lượng cao, hỗ trợ cấu trúc cơ bắp và phục hồi tế bào. Bên cạnh đó, hàm lượng canxi và vitamin D trong sữa giúp tăng cường sức khỏe xương khớp, hỗ trợ hệ miễn dịch và duy trì hoạt động thần kinh - cơ. Khi kết hợp cùng cà phê, sữa vừa làm giảm độ đắng tự nhiên của cà phê, vừa bổ sung dưỡng chất quan trọng, tạo nên một thức uống hài hòa giữa hương vị và giá trị dinh dưỡng.

Điểm quan trọng là quý vị nên dùng vừa phải vì cafe sữa đá có thể có những tác dụng phụ nguy hiểm.

Những ai không nên dùng cafe sữa đá?

Mặc dù cà phê sữa đá là thức uống yêu thích của rất nhiều người Việt, vẫn có một số nhóm đối tượng cần hạn chế hoặc tránh sử dụng để đảm bảo an toàn sức khỏe. Trước hết, những người bị loạn nhịp tim nên thận trọng, vì caffeine trong cà phê có thể kích thích hệ thần kinh giao cảm, làm tăng nhịp tim và khiến tình trạng loạn nhịp trở nên nghiêm trọng hơn. Phụ nữ mang thai và cho con bú cũng được khuyến cáo hạn chế cà phê sữa đá, vì lượng caffeine cao có thể đi qua nhau thai hoặc sữa mẹ, ảnh hưởng đến thai nhi và trẻ sơ sinh, gây khó ngủ hoặc kích thích thần kinh.

Bên cạnh đó, những người mắc loét dạ dày hoặc trào ngược dạ dày, thực quản (GERD) cần đặc biệt lưu ý. Cà phê có khả năng kích thích tiết axit dạ dày, trong khi sữa đặc có đường có thể làm chậm quá trình tiêu hóa, khiến các triệu chứng ợ nóng, đau rát và trào ngược trở nên nặng hơn. Người tiểu đường hoặc có nguy cơ tiểu đường cũng nên hạn chế, vì sữa đặc có đường chứa lượng đường cao, dễ gây tăng đường huyết nhanh chóng và không phù hợp cho việc kiểm soát glucose.

Cuối cùng, những người nhạy cảm với caffeine thường gặp các triệu chứng như lo âu, hồi hộp, mất ngủ hoặc tăng huyết áp ngay cả khi dùng lượng nhỏ. Với nhóm này, cà phê sữa đá, vốn chứa cả caffeine lẫn đường, có thể làm triệu chứng nặng hơn, do đó nên cân nhắc giảm liều hoặc chọn thức uống khác ít kích thích hơn.

13.3. CAFE TRỨNG

Cà phê trứng là một loại đồ uống truyền thống nổi tiếng của Việt Nam, đặc biệt gắn liền với văn hóa cà phê Hà Nội. Thức uống độc đáo này được làm từ cà phê đậm pha phin, đánh bông cùng lòng đỏ trứng gà, sữa đặc có đường và đôi khi thêm sữa tươi hoặc kem tươi để tạo độ béo mượt. Trong một ly cà phê trứng 240 ml thường chứa 200-300 kcal, bao gồm 6-8 g protein, 10-15 g chất béo, 20-30 g carbohydrate và khoảng 80-100 mg caffeine. Đây là loại đồ uống giàu năng lượng với sự kết hợp hài hòa giữa vị đắng của cà phê và vị béo ngậy của trứng.

Điểm quan trọng nhất của cà phê trứng nằm ở sự kết hợp độc đáo giữa caffeine và protein - chất béo từ lòng đỏ trứng, tạo ra kết cấu mịn như kem và cung cấp nguồn năng lượng dồi dào. Caffeine trong cà phê mang lại sự tỉnh táo, giúp cải thiện tập trung và tinh thần. Trong khi đó, trứng gà và sữa đặc cung cấp protein chất lượng cao và chất béo, giúp tạo độ sánh mượt, đồng thời đem lại cảm giác no lâu và duy trì năng lượng ổn định. Chính sự khác biệt này khiến cà phê trứng trở thành loại đồ uống vừa mang giá trị dinh dưỡng vừa mang tính trải nghiệm ẩm thực độc đáo.

Cà phê trứng được tạo ra bởi Nguyễn Văn Giảng vào năm 1946, trong bối cảnh khan hiếm sữa tại Hà Nội thời chiến. Ông đã dùng lòng đỏ trứng để thay thế sữa, từ đó tạo nên thức uống đặc sắc mà đến nay vẫn là niềm tự hào ẩm thực của người Hà Nội. Cà phê trứng hiện đã trở thành một trong những đặc sản được du khách yêu thích nhất, đại diện cho sự sáng tạo và tinh tế của cà phê Việt Nam.

Lợi ích sức khỏe

Cà phê trứng không chỉ hấp dẫn bởi hương vị béo mượt và độc đáo mà còn mang lại nhiều lợi ích cho sức khỏe khi dùng ở mức độ hợp lý. Caffeine trong cà phê đóng vai trò như một chất kích thích hệ thần kinh trung ương, giúp tăng sự tỉnh táo, cải thiện tâm trạng và nâng cao chức năng nhận thức ngắn hạn. Nhiều nghiên cứu cho thấy caffeine còn thúc đẩy giải phóng adrenaline, từ đó tăng hiệu suất thể chất và khả năng chịu đựng trong vận động. Bên cạnh đó, cà phê chứa các chất chống oxy hóa tự nhiên giúp bảo vệ tế bào thần kinh, giảm nguy cơ thoái hóa thần kinh theo thời gian.

Thành phần trứng trong cà phê trứng cũng mang lại giá trị dinh dưỡng đáng kể. Trứng cung cấp protein chất lượng cao, cùng nhiều vitamin và khoáng chất quan trọng như vitamin D, vitamin B12, choline và sắt, giúp hỗ trợ cấu trúc cơ bắp, duy trì chức năng thần kinh và tăng cường sức khỏe tổng thể. Sự kết hợp giữa caffeine và protein - chất béo từ trứng không chỉ mang lại năng lượng ổn định mà còn tạo ra thức uống thơm ngon, mang lại cảm giác thư giãn và thưởng thức.

Quý vị nào nên hạn chế dùng cafe trứng?

Mặc dù cà phê trứng là thức uống độc đáo và giàu năng lượng, một số nhóm người vẫn cần hạn chế sử dụng để tránh rủi ro sức khỏe. Trước hết, những người bị loạn nhịp tim nên thận trọng vì caffeine trong cà phê có thể kích thích hệ thần kinh, làm tăng nhịp tim và khiến tình trạng loạn nhịp trở nên trầm trọng hơn. Phụ nữ mang thai và cho con bú cũng cần hạn chế, vì caffeine có thể ảnh hưởng đến sự phát triển thần kinh của thai nhi và gây kích thích trẻ sơ sinh. Thêm vào đó, cà phê trứng truyền thống đôi khi sử dụng lòng đỏ trứng sống hoặc đánh chưa chín kỹ, làm tăng nguy cơ nhiễm khuẩn *Salmonella*, đặc biệt nguy hiểm đối với thai phụ và trẻ nhỏ.

Những người mắc loét dạ dày hoặc trào ngược dạ dày, thực quản (GERD) cũng nên tránh, vì cà phê có thể kích thích tiết axit dạ dày, gây ợ nóng và đau rát. Bên cạnh đó, quý vị bị tiểu đường hoặc có nguy cơ tiểu đường cần lưu ý, vì sữa đặc có đường trong cà phê trứng chứa lượng carbohydrate cao, dễ làm tăng đường huyết.

Cuối cùng, những ai dị ứng hoặc không dung nạp trứng tuyệt đối không nên dùng cà phê trứng, vì chỉ cần một lượng nhỏ protein của trứng cũng có thể gây phản ứng dị ứng như nổi mề đay, khó thở hoặc phản vệ.

13.4. TRÀ SỮA TRÂN CHÂU (BOBA TEA)

Trà sữa boba, hay trà sữa trân châu, là một loại đồ uống phổ biến có nguồn gốc từ Đài Loan vào thập niên 1980, khi các quán trà sáng tạo thức uống kết hợp giữa trà truyền thống và sữa, rồi thêm hạt trân châu làm từ bột sắn để tăng độ vui miệng. Nhờ hương vị độc đáo và cảm giác nhai trân châu thú vị, thức uống này nhanh chóng lan rộng khắp châu Á và trở thành trào lưu toàn cầu. Ngày nay, trà sữa không chỉ có mặt tại các quán lớn mà còn mang tính văn hóa, đại diện cho sự trẻ trung và sáng tạo trong ẩm thực đường phố châu Á.

Một ly trà sữa boba cỡ trung bình (473 ml) chứa 200-450 kcal, gồm 40-60g carbohydrate, 30-50g đường, 5-15g chất béo và 2-5g protein, tùy thuộc vào lượng đường và loại sữa được dùng. Điểm quan trọng nhất của trà sữa boba nằm ở hàm lượng đường và calo rất cao, chủ yếu đến từ sữa đặc, siro và hạt trân châu. Mặc dù trà (đen, xanh, ô long) trong thức uống có chứa polyphenol - chất chống oxy hóa giúp tăng tỉnh táo và hỗ trợ sức khỏe tim mạch, nhưng lợi ích này thường bị "lu mờ" bởi lượng đường lớn, đặc biệt ở người uống thường xuyên.

Dù vậy, trà sữa vẫn là thức uống được nhiều người yêu thích nhờ hương vị ngọt béo dễ gây "nghiện" và cảm giác thư giãn khi thưởng thức. Tôi vẫn thích uống trà sữa, mặc dù chỉ dùng 50% đường và chỉ 1-2 ly một tháng. Một điều thú vị là hạt trân châu ban đầu chỉ có màu trắng trong, nhưng sau này được nhuộm caramel để tạo màu đen đặc trưng mà chúng ta quen thuộc ngày nay. Nhiều cửa hàng còn sáng tạo thêm các phiên bản "trân châu nổ", "trân châu phô mai" hay topping thạch trái cây để tăng trải nghiệm.

Tác dụng phụ nguy hiểm

Mặc dù trà sữa boba là thức uống được nhiều người yêu thích, việc sử dụng thường xuyên có thể gây ra một số tác dụng phụ nguy hiểm. Trước hết, nguy cơ tăng cân là điều dễ gặp nhất, vì hàm lượng đường và calo trong mỗi ly trà sữa khá cao. Nếu uống thường xuyên mà không kiểm soát chế độ ăn, lượng calo thừa sẽ tích lũy và dẫn đến tăng cân. Bên cạnh đó, lượng đường cao trong trà sữa có thể làm tăng nguy cơ mắc tiểu đường loại 2, đặc biệt ở những người có yếu tố nguy cơ như thừa cân, ít vận động hoặc có tiền sử gia đình bị tiểu đường. Uống nhiều trà sữa còn tăng rủi ro nổi mụn và các bệnh về da có có nhiều đường.

Một số người còn gặp rối loạn tiêu hóa, đặc biệt khi cơ thể khó tiêu hóa hạt trân châu làm từ bột sắn. Điều này có thể gây đầy hơi, đau bụng hoặc khó chịu đường ruột, nhất là khi uống với số lượng lớn. Ngoài ra, với những người dị ứng với sữa, kem hoặc các phụ gia tạo hương vị trong trà sữa, việc tiêu thụ có thể gây phản ứng dị ứng như nổi mề đay, ngứa, sưng hoặc thậm chí khó thở ở trường hợp nặng.

Quý vị nào không nên uống trà sữa?

Trước hết, tôi muốn nhấn mạnh đây không phải là thức uống bổ dưỡng nên sẽ không khuyên quý vị uống thường xuyên. Có một vài quý vị càng không nên uống trà sữa, đặc biệt là các loại trà sữa boba chứa nhiều đường và topping.

Trước hết, những quý vị bị tiểu đường hoặc tiền tiểu đường cần hạn chế, vì hàm lượng đường cao trong trà sữa có thể làm tăng đường huyết nhanh chóng và gây khó khăn trong việc kiểm soát glucose. Người bị béo phì hoặc đang cố gắng giảm cân cũng nên tránh uống trà sữa thường xuyên, bởi mỗi ly có thể chứa 200-450 kcal, góp phần làm tăng cân nếu tiêu thụ không kiểm soát.

Những người không dung nạp lactose có thể gặp đau bụng, đầy hơi hoặc tiêu chảy khi uống trà sữa làm từ sữa bò hoặc bột sữa, do cơ thể không đủ enzyme lactase để phân giải lactose. Cuối cùng, trẻ em nhỏ không nên uống trà sữa vì hạt trân châu tròn, dai, trơn có thể gây nghẹt thở, một nguy cơ đặc biệt đáng lo ở trẻ dưới 4 tuổi.

13.5. TRÀ XANH

Trà xanh được làm từ lá cây Camellia sinensis và khác với trà đen ở chỗ không trải qua quá trình lên men, nhờ đó giữ lại hàm lượng cao các chất chống oxy hóa và hoạt chất sinh học. Có nguồn gốc từ Trung Quốc, trà xanh đã được tiêu thụ hơn một ngàn năm và được xem như một trong những thức uống mang lại nhiều lợi ích sức khỏe nhất.

Một tách trà xanh 240 ml gần như không chứa calo, chất béo hay carbohydrate, nhưng lại cung cấp 20-45 mg caffeine và hàm lượng lớn polyphenols, catechins, đặc biệt là EGCG, một chất chống oxy hóa mạnh.

Điểm quan trọng nhất của trà xanh nằm ở hàm lượng cao các chất chống oxy hóa, đặc biệt là EGCG (epigallocatechin gallate), hoạt chất đã được nghiên cứu rộng rãi với tác dụng chống viêm, giảm stress oxy hóa và bảo vệ tế bào. Nhờ vậy, trà xanh mang nhiều lợi ích cho sức khỏe, bao gồm cải thiện chức năng não nhờ sự kết hợp giữa caffeine và L-theanine, giúp tăng tỉnh táo, tăng khả năng tập trung và nâng cao trí nhớ. Trà xanh còn có tác dụng tích cực lên hệ tim mạch bằng cách giảm LDL, triglycerides và tăng HDL, từ đó giảm nguy cơ mắc bệnh tim.

Bên cạnh đó, trà xanh có thể hỗ trợ giảm cân nhờ tăng tốc độ đốt mỡ và cải thiện hiệu suất tập luyện. Một số nghiên cứu cho thấy trà xanh còn giúp cải thiện độ nhạy insulin và giảm mức đường huyết, góp phần giảm nguy cơ tiểu đường loại 2. Nhờ đặc tính chống oxy hóa mạnh, trà xanh cũng được ghi nhận có khả năng ức chế sự phát triển của tế bào ung thư trong nhiều nghiên cứu thực nghiệm.

Bằng chứng khoa học

Nhiều nghiên cứu khoa học đã chứng minh những lợi ích sức khỏe đáng kể mà trà xanh mang lại, chủ yếu nhờ hàm lượng cao polyphenols và catechins, đặc biệt là EGCG. Về tim mạch, một phân tích tổng hợp từ 14 nghiên cứu cho thấy việc tiêu thụ trà xanh thường xuyên có liên quan đến giảm nguy cơ mắc bệnh tim mạch, nhờ khả năng hạ LDL, giảm triglycerides và cải thiện chức năng mạch máu. Trong lĩnh vực chuyển hóa, một phân tích tổng hợp khác từ 7 nghiên cứu với 286.701 người tham gia đã ghi nhận rằng những người uống trà xanh có nguy cơ mắc tiểu đường loại 2 thấp hơn 18%, có thể do tác dụng cải thiện độ nhạy insulin và giảm stress oxy hóa.

Trà xanh cũng mang lại lợi ích cho chức năng não. Sự kết hợp độc đáo giữa caffeine và L-theanine giúp tăng tỉnh táo mà không gây kích thích quá mức, đồng thời cải thiện khả năng tập trung, phản ứng nhanh và trí nhớ ngắn hạn—hiệu ứng đã được chứng minh trong nhiều thử nghiệm lâm sàng.

Ngoài ra, các nghiên cứu trong ống nghiệm và trên động vật cho thấy catechins trong trà xanh có khả năng ức chế sự tăng trưởng của tế bào ung thư bằng cách giảm viêm, giảm stress oxy hóa và can thiệp vào quá trình nhân lên của tế bào. Mặc dù cần thêm nghiên cứu đối chứng trên người để xác nhận đầy đủ, những kết quả này cho thấy trà xanh có thể mang tiềm năng chống ung thư đáng kể.

Quý vị nào nên hạn chế dùng?

Mặc dù trà xanh mang lại nhiều lợi ích cho sức khỏe, vẫn có một số nhóm người nên hạn chế hoặc tránh sử dụng để đảm bảo an toàn. Trước hết, những người nhạy cảm với caffeine cần thận trọng vì trà xanh có thể gây lo âu, hồi hộp, tim đập nhanh hoặc mất ngủ ngay cả khi uống lượng nhỏ. Phụ nữ mang thai và cho con bú cũng nên hạn chế trà xanh, vì caffeine có thể đi qua nhau thai và sữa mẹ, ảnh hưởng đến giấc ngủ và sự phát triển thần kinh của thai nhi và trẻ nhỏ.

Những người mắc bệnh loét dạ dày hoặc trào ngược dạ dày, thực quản (GERD) cũng cần tránh, bởi trà xanh có thể kích thích tiết axit dạ dày và làm nặng thêm các triệu chứng như ợ nóng hoặc đau rát thượng vị. Ngoài ra, người thiếu máu thiếu sắt nên cẩn trọng, vì polyphenol trong trà xanh có thể giảm hấp thu sắt từ thức ăn, làm tình trạng thiếu máu trầm trọng hơn nếu uống ngay trước hoặc ngay sau bữa ăn.

Cuối cùng, trà xanh có thể tương tác với một số loại thuốc, bao gồm thuốc chống đông máu như warfarin, một số thuốc tim mạch và thuốc điều trị lo âu. Những đối tượng đang dùng thuốc lâu dài nên tham khảo ý kiến bác sĩ trước khi uống trà xanh thường xuyên để tránh ảnh hưởng đến hiệu quả điều trị.

13.6. NƯỚC KHỔ QUA

Nước khổ qua (hay nước mướp đắng) được làm từ quả *Momordica charantia*, một loại cây thuộc họ bầu bí, được sử dụng rộng rãi trong ẩm thực và y học cổ truyền châu Á. Cây khổ qua rất dễ trồng trong vườn nhà quý vị.

Khổ qua nổi bật nhờ vị đắng đặc trưng và hàm lượng dinh dưỡng cao. Trong 100 g khổ qua chỉ có 17 kcal, nhưng lại cung cấp 84 mg vitamin C (tương đương 140% nhu cầu hằng ngày), cùng nhiều chất dinh dưỡng khác như vitamin A, folate, kali và chất xơ.

Điểm quan trọng nhất của khổ qua là khả năng hỗ trợ hạ đường huyết, nhờ các hoạt chất sinh học đặc trưng như charantin và polypeptide-p, các chất được nghiên cứu với tác dụng tương tự insulin, giúp cải thiện quá trình hấp thu đường và giảm đường huyết sau ăn. Chính vì vậy, khổ qua thường được sử dụng trong các phương pháp hỗ trợ điều trị tiểu đường ở y học cổ truyền và đang được nghiên cứu trong y học hiện đại.

Bên cạnh tác dụng nổi bật này, khổ qua còn chứa nhiều chất chống oxy hóa như vitamin C và flavonoid, giúp bảo vệ tế bào khỏi stress oxy hóa và giảm viêm. Lượng chất xơ cao trong khổ qua hỗ trợ tiêu hóa, ngăn ngừa táo bón và duy trì hệ vi sinh đường ruột khỏe mạnh. Nhờ hàm lượng calo thấp và khả năng tạo cảm giác no, khổ qua cũng là lựa chọn phù hợp cho những người muốn giảm cân. Một số nghiên cứu thực nghiệm còn cho thấy khổ qua có thể bảo vệ tế bào gan, hỗ trợ chức năng gan và giảm tác hại của các chất gây độc cho gan.

Bằng chứng khoa học

Nhiều nghiên cứu khoa học đã ghi nhận các lợi ích tiềm năng của khổ qua, đặc biệt trong quản lý đường huyết và bảo vệ tế bào. Về kiểm soát tiểu đường, một nghiên cứu công bố trên *Journal of Ethnopharmacology* cho thấy khổ qua có thể giúp giảm mức đường huyết ở người mắc tiểu đường loại 2, nhờ vào các hoạt chất như charantin và polypeptide-p có cơ chế tương tự insulin. Điều này củng cố vai trò của khổ qua như một phương pháp hỗ trợ trong kiểm soát đường huyết.

Ngoài ra, khổ qua được chứng minh là giàu chất chống oxy hóa và có tác dụng chống viêm mạnh. Các nghiên cứu thực nghiệm cho thấy các hợp chất trong khổ qua có thể trung hòa gốc tự do, giảm stress oxy hóa và ức chế các phản ứng viêm — những yếu tố góp phần gây ra bệnh mạn tính như tiểu đường, tim mạch và ung thư.

Khổ qua cũng có thể có tác dụng bảo vệ gan. Một nghiên cứu trên động vật cho thấy chiết xuất khổ qua có thể giảm tổn thương gan do rượu và các chất độc gây ra, đồng thời cải thiện chức năng gan. Dù cần thêm nghiên cứu đối chứng trên người để xác nhận đầy đủ hiệu quả, các kết quả này cho thấy khổ qua là một thực phẩm có tiềm năng hỗ trợ gan và chuyển hóa.

Quý vị nào hạn chế dùng khổ qua?

Mặc dù khổ qua là thực phẩm giàu dinh dưỡng và có nhiều lợi ích cho sức khỏe, một số nhóm người vẫn cần thận trọng khi sử dụng. Trước hết, phụ nữ mang thai nên tránh dùng khổ qua, đặc biệt là nước ép hoặc dạng cô đặc, vì một số hoạt chất trong khổ qua có thể kích thích co bóp tử cung, làm tăng nguy cơ sảy thai. Những người có đường huyết thấp cũng cần lưu ý, bởi khổ qua có thể tiếp tục làm giảm đường huyết, gây choáng váng, đổ mồ hôi lạnh hoặc hạ đường nghiêm trọng nếu sử dụng quá nhiều.

Bệnh nhân bị bệnh thận cũng không nên dùng nước khổ qua thường xuyên, vì loại quả này chứa hàm lượng kali cao, có thể gây rối loạn điện giải và làm nặng thêm tình trạng suy thận. Ngoài ra, khổ qua có thể tương tác với một số thuốc điều trị, đặc biệt là thuốc tiểu đường và thuốc chống đông, làm thay đổi hiệu quả điều trị hoặc gây hạ đường huyết quá mức. Cuối cùng, những ai có cơ địa dị ứng cần thận trọng vì khổ qua có thể gây ngứa, phát ban hoặc khó thở ở một số trường hợp nhạy cảm.

13.7. BỘT SẮN DÂY

Bột sắn dây, hay tinh bột sắn dây, được làm từ rễ cây sắn dây (*Pueraria thomsonii* hoặc *Pueraria lobata*), là nguyên liệu quen thuộc trong ẩm thực và y học dân gian Việt Nam. Quy trình sản xuất bột sắn dây trải qua nhiều bước thủ công tỉ mỉ nhằm giữ lại độ tinh khiết của tinh bột.

Củ sắn dây thường được thu hoạch vào mùa thu hoặc mùa

đông, khi hàm lượng tinh bột đạt mức cao nhất. Sau khi thu hoạch, củ được rửa sạch đất cát, gọt bỏ lớp vỏ ngoài, rồi mang đi nghiền nát. Hỗn hợp nghiền được pha nước và lọc qua vải để tách bã, thu được dung dịch tinh bột mịn.

Dung dịch này tiếp tục được để lắng tự nhiên, giúp tinh bột tách khỏi nước. Phần tinh bột lắng xuống được thu gom và phơi nắng hoặc sấy khô, sau đó nghiền mịn và đóng gói. Chính nhờ quy trình thủ công này mà bột sắn dây giữ được độ trắng tự nhiên, không lẫn tạp chất và có kết cấu mịn đặc trưng.

Về dinh dưỡng, bột sắn dây chứa nhiều tinh bột, nguồn cung cấp năng lượng chính. Ngoài ra, nó chứa nhóm vitamin B (B1, B2, B3) giúp hỗ trợ hệ thần kinh và chuyển hóa năng lượng. Hàm lượng chất xơ trong bột sắn dây góp phần cải thiện tiêu hóa và ổn định đường huyết. Bên cạnh đó, bột sắn dây còn cung cấp một ít số khoáng chất như canxi, sắt và phốt pho, có lợi cho xương, máu và hệ miễn dịch. Nhờ đặc tính thanh mát và dễ tiêu, bột sắn dây thường được sử dụng trong các món giải khát hoặc làm thực phẩm giúp giảm nhiệt cơ thể.

Bằng chứng khoa học

Nhiều nghiên cứu khoa học đã ghi nhận những lợi ích tiềm năng của bột sắn dây, đặc biệt liên quan đến huyết áp, khả năng chống oxy hóa và sức khỏe tiêu hóa. Một số nghiên cứu trên động vật cho thấy chiết xuất từ rễ sắn dây có thể giúp giảm huyết áp, nhờ các hoạt chất trong rễ sắn dây có khả năng làm giãn mạch và điều hòa lưu thông máu. Mặc dù cần thêm nghiên cứu trên người để xác nhận đầy đủ hiệu quả, kết quả này cho thấy sắn dây có tiềm năng trở thành thực phẩm hỗ trợ tim mạch.

Bột sắn dây cũng chứa nhiều hợp chất chống oxy hóa, giúp trung hòa các gốc tự do và bảo vệ tế bào khỏi tổn thương do stress oxy hóa. Điều này góp phần làm giảm nguy cơ viêm mạn tính và hỗ trợ sức khỏe tổng thể.

Ngoài ra, nhờ hàm lượng chất xơ tự nhiên, bột sắn dây có tác dụng hỗ trợ tiêu hóa, giúp duy trì nhu động ruột ổn định và ngăn ngừa táo bón. Những đặc tính này khiến bột sắn dây trở thành nguồn thực phẩm thanh mát, dễ tiêu và có lợi cho sức khỏe đường ruột.

Quý vị nào nên hạn chế dùng bột sắn dây?

Mặc dù bột sắn dây là thực phẩm thanh mát và có nhiều lợi ích, vẫn có một số nhóm người nên hạn chế sử dụng để tránh tác dụng không mong muốn. Trước hết, những người đang bị tiêu chảy không nên dùng bột sắn dây vì loại thực phẩm này có tính mát, có thể làm tăng nhu động ruột và khiến tình trạng tiêu chảy trở nên nặng hơn. Những người có tiền sử hạ đường huyết cũng cần thận trọng, vì bột sắn dây có thể làm giảm đường huyết nhẹ; nếu dùng khi đang đói hoặc dùng với lượng lớn có thể gây choáng váng, run tay hoặc mệt lả.

Đối với phụ nữ mang thai, mặc dù chưa có bằng chứng khoa học rõ ràng cho thấy bột sắn dây gây ảnh hưởng xấu đến thai kỳ, nhưng theo kinh nghiệm dân gian, thực phẩm có tính mát đôi khi được khuyên hạn chế trong thai kỳ để tránh nguy cơ co cơ tử cung hoặc khó chịu đường ruột. Vì vậy, phụ nữ mang thai nên sử dụng với lượng vừa phải và tham khảo ý kiến bác sĩ nếu dự định dùng thường xuyên.

13.8. NƯỚC TĂNG LỰC

Nước tăng lực là loại đồ uống chứa caffeine, đường và nhiều hoạt chất kích thích như taurine, B-vitamins, ginseng và guarana. Đây không phải là thức uống dinh dưỡng tốt và chỉ nên uống ngắn hạn.

Thức uống này xuất hiện đầu tiên tại Nhật Bản vào những năm 1960 và nhanh chóng lan rộng toàn cầu, trở thành sản phẩm quen thuộc của các thương hiệu như Red Bull, Monster hay Rockstar. Một lon nước tăng lực dung tích 250 ml thường chứa

110-160 kcal, 27-40g carbohydrate chủ yếu từ đường, 80-160 mg caffeine, khoảng 1000 mg taurine, cùng các vitamin nhóm B như B3, B5, B6 và B12.

Điểm quan trọng nhất của nước tăng lực nằm ở sự kết hợp liều cao caffeine và đường, tạo nên hiệu ứng "tỉnh táo tức thời" và bùng nổ năng lượng trong thời gian ngắn. Caffeine giúp kích thích hệ thần kinh trung ương, tăng sự tỉnh táo, giảm mệt mỏi và cải thiện khả năng tập trung. Taurine, kết hợp cùng caffeine, có thể hỗ trợ hiệu suất thể thao và tăng sức bền trong một số nghiên cứu ngắn hạn. Vitamin nhóm B trong nước tăng lực giúp hỗ trợ quá trình chuyển hóa năng lượng, nhưng thường không phải yếu tố chính tạo nên hiệu ứng "năng lượng" mà người dùng cảm nhận được.

Nhờ các thành phần này, nước tăng lực có thể giúp cải thiện tập trung, tăng hiệu suất công việc hoặc hỗ trợ tinh thần trong những thời điểm cần sự tỉnh táo nhanh. Tuy nhiên, lợi ích này chỉ mang tính ngắn hạn, và việc sử dụng quá mức có thể dẫn đến tác dụng phụ đáng kể do lượng caffeine và đường cao.

Bằng chứng khoa học

Nhiều nghiên cứu khoa học đã ghi nhận rằng nước tăng lực có thể mang lại một số lợi ích ngắn hạn nhờ hàm lượng caffeine và taurine cao. Trước hết, caffeine là một chất kích thích thần kinh trung ương mạnh. Các nghiên cứu cho thấy caffeine có thể cải thiện sự tỉnh táo, giảm mệt mỏi và nâng cao khả năng tập trung trong thời gian ngắn, đặc biệt trong những tình huống thiếu ngủ hoặc phải làm việc cường độ cao.

Một số nghiên cứu cũng ghi nhận rằng sự kết hợp giữa caffeine và taurine trong nước tăng lực có thể cải thiện hiệu suất thể chất, đặc biệt trong các bài tập cường độ cao hoặc yêu cầu sức bền. Ngoài ra, nhiều thử nghiệm lâm sàng cho thấy nước tăng lực có thể giúp tăng tốc độ phản ứng, cải thiện sự tập trung và khả năng xử lý thông tin, nhờ tác động kích thích của caffeine lên não bộ.

Tuy nhiên, song song với các lợi ích ngắn hạn, nước tăng lực cũng đi kèm nhiều rủi ro về sức khỏe nếu sử dụng quá mức hoặc dùng lâu dài. Hàm lượng đường cao trong nhiều loại nước tăng lực có thể làm tăng nguy cơ tăng cân, tiểu đường loại 2 và bệnh gan nhiễm mỡ.

Lượng caffeine lớn, đặc biệt khi kết hợp với taurine và các chất kích thích khác như guarana, có thể làm tăng nhịp tim, gây đánh trống ngực, tăng huyết áp, lo âu và rối loạn giấc ngủ. Một số nghiên cứu còn cảnh báo về nguy cơ rối loạn nhịp tim, đặc biệt ở người có bệnh tim nền. Ngoài ra, lạm dụng nước tăng lực có thể dẫn đến lệ thuộc caffeine, gây đau đầu và mệt mỏi khi ngưng sử dụng.

Những ai không nên dùng nước tăng lực?

Mặc dù nước tăng lực có thể mang lại cảm giác tỉnh táo tức thời, không phải ai cũng phù hợp để sử dụng, đặc biệt là những người có tình trạng sức khỏe nhạy cảm với caffeine và đường. Trẻ em và thanh thiếu niên là nhóm tuyệt đối không nên dùng, vì các chất kích thích trong nước tăng lực có thể gây lo âu, mất ngủ, tim đập nhanh và ảnh hưởng đến sự phát triển thần kinh. Phụ nữ mang thai và cho con bú cũng nên tránh, bởi lượng caffeine cao có thể đi qua nhau thai hoặc sữa mẹ, gây kích thích thần kinh và rối loạn giấc ngủ ở thai nhi và trẻ sơ sinh.

Những người có bệnh tim mạch, đặc biệt là bệnh mạch vành hoặc loạn nhịp tim, cần hết sức thận trọng. Caffeine, taurine và các chất kích thích khác có thể làm tăng nhịp tim, tăng huyết áp và gây rối loạn nhịp, làm tình trạng tim mạch trở nên nguy hiểm hơn. Người nhạy cảm với caffeine cũng có thể gặp các triệu chứng khó chịu như lo âu, bồn chồn, mất ngủ hoặc tăng huyết áp ngay cả với liều nhỏ.

Ngoài ra, người bị tiểu đường hoặc có nguy cơ tiểu đường nên tránh dùng nước tăng lực, vì lượng đường cao trong các sản phẩm này có thể làm tăng đường huyết nhanh chóng và tạo gánh nặng lên tuyến tụy. Cuối cùng, những người đang sử dụng thuốc điều trị, đặc biệt là thuốc tim mạch hoặc thuốc chống đông, cần tham khảo ý kiến bác sĩ trước khi uống nước tăng lực, vì caffeine và các thành phần khác có thể tương tác với thuốc, làm thay đổi hiệu quả điều trị hoặc gây tác dụng phụ nghiêm trọng.

13.9. NƯỚC KIỀM ALKALINE

Nước kiềm (alkaline water) là loại nước có độ pH cao hơn nước thông thường, thường từ 8.0-9.5. Những người ủng hộ nước kiềm cho rằng uống loại nước này có thể mang lại nhiều lợi ích sức khỏe. Đây là một trong những loại nước quảng cáo mạnh nhất trong cộng đồng người Việt và trên mạng.

Quan điểm phổ biến nhất là uống nước kiềm giúp cân bằng độ pH cơ thể, làm giảm tính axit trong máu và nước tiểu. Tuy nhiên, quý vị cần lưu ý rằng ở người khỏe mạnh, cơ thể tự điều chỉnh pH rất chặt chẽ thông qua thận và phổi, thường ở mức 7.35 do đó tác động này vẫn chưa được chứng minh rõ ràng. Chỉ số pH trong máu ít khi nào thay đổi bằng cách uống nước kiềm.

Một số ý kiến cho rằng nước kiềm có tác dụng chống oxy hóa vì chứa ion hydrogen (H-), giúp trung hòa các gốc tự do và bảo vệ tế bào khỏi tổn thương oxy hóa. Một vài nghiên cứu nhỏ cũng gợi ý rằng nước kiềm có thể tăng cường mức hydrat hóa tốt hơn nước thường, đặc biệt sau hoạt động thể chất cường độ cao, nhờ khả năng thay đổi cấu trúc phân tử của nước, mặc dù cơ chế vẫn đang được nghiên cứu.

Ngoài ra, nhiều người sử dụng nước kiềm với niềm tin rằng nó có thể giảm triệu chứng trào ngược dạ dày (GERD) và hỗ trợ tiêu hóa nhờ tính kiềm trung hòa bớt acid. Một số quan điểm khác cho rằng nước kiềm giúp giảm nguy cơ mắc các bệnh mạn tính như tiểu đường, cao huyết áp và cholesterol cao, nhưng cần lưu ý rằng các tuyên bố này chủ yếu dựa trên kinh nghiệm cá nhân hoặc nghiên cứu quy mô nhỏ, chưa đủ mạnh để đưa ra kết luận chắc chắn.

Bằng chứng khoa học

Nước kiềm thường được quảng cáo như một "thần dược" giúp cân bằng pH, thải độc, chống ung thư, đảo ngược bệnh mạn tính. Tuy nhiên, bằng chứng khoa học hiện tại rất hạn chế và không ủng hộ các tuyên bố quá mức này.

1. **Cân bằng độ pH cơ thể:** Một trong những luận điểm phổ biến là "uống nước kiềm để cân bằng pH máu, giảm axit cơ thể". Thực tế, cơ thể chúng ta có hệ thống điều chỉnh pH rất chặt chẽ thông qua thận và phổi, pH máu bình thường luôn duy trì rất ổn định khoảng 7,35-7,45. Nếu pH máu thay đổi đáng kể, đó là dấu hiệu của bệnh lý nặng (nhiễm trùng nặng, suy hô hấp, suy thận, nhiễm toan chuyển hóa...) chứ không phải do ăn uống bình thường, lúc này thường bệnh nhân vào ICU rồi. Việc uống nước kiềm gần như không thể thay đổi pH máu, vì cơ thể sẽ tự điều chỉnh lại bằng cách thải qua thận và hô hấp. Vì vậy, nước kiềm không có vai trò "cân bằng pH máu" như quảng cáo.
2. **Chống oxy hóa:** Một số thí nghiệm trong ống nghiệm (in vitro) cho thấy nước kiềm có thể có tính chống oxy hóa, nhưng các nghiên cứu này không đồng nghĩa với hiệu quả tương tự trên người (quý vị xem lại phần sức nặng bằng chứng khoa học). Các bằng chứng trên người hiện nay rất ít, cỡ mẫu nhỏ, thiết kế hạn chế và các nghiên cứu này có nhiều lỗi. Vì vậy, nói nước kiềm "chống ung thư, chống lão hóa mạnh" là phóng đại so với dữ liệu khoa học hiện có.
3. **Hydrat hóa** (cải thiện tình trạng nước trong cơ thể). Một vài nghiên cứu nhỏ trên vận động viên cho thấy nước kiềm có

thể cải thiện nhẹ trạng thái hydrat hóa so với nước thường. Tuy nhiên, đây chỉ là kết quả ban đầu. Chúng ta cần các nghiên cứu lớn hơn, ngẫu nhiên, có đối chứng để xác nhận.

4. **Chữa các bệnh mạn tính** (tiểu đường, cao huyết áp, ung thư). Hiện nay, không có bằng chứng khoa học mạnh mẽ cho thấy nước kiềm có thể làm giảm nguy cơ mắc các bệnh mạn tính như tiểu đường, cao huyết áp, hay ung thư. Các quảng cáo trên mạng nói rằng "uống nước kiềm chữa được bệnh mạn tính, thậm chí chữa ung thư" là không có cơ sở khoa học, thường xuất phát từ người bán hoặc người không có chuyên môn y khoa.

Phán quyết của tòa án và cơ quan quản lý tại Singapore / Malaysia về quảng cáo nước kiềm

Chính vì các tuyên bố quảng cáo quá mức và gây hiểu lầm, một số công ty nước kiềm tại Singapore và Malaysia đã bị cơ quan chức năng xử phạt hoặc buộc phải gỡ bỏ quảng cáo.

Năm 2023, Tòa án Singapore đã ra quyết định rằng Triple Lifestyle Marketing Pte. Ltd.,một công ty cung cấp hệ thống lọc nước và thiết bị phân phối nước, đã vi phạm quy định về quảng cáo và thương mại công bằng bằng cách đưa ra các tuyên bố sai lệch, cho rằng nước kiềm hoặc nước lọc có thể ngăn ngừa hoặc cải thiện các bệnh nghiêm trọng như loãng xương, ung thư, tiểu đường, viêm khớp, bệnh thận hay rối loạn đường ruột.

Các cơ quan như Health Sciences Authority (HSA) của Singapore và Kementerian Kesihatan Malaysia (KKM) đã nhiều lần cảnh báo và xử lý các công ty quảng cáo nước kiềm với nội dung:

"Chữa được ung thư", "Giải độc toàn bộ cơ thể" hay "Điều trị tiểu đường, cao huyết áp mà không cần thuốc". Những quảng cáo này bị xem là thổi phồng, sai lệch, không có căn cứ khoa học và vi phạm luật quảng cáo y tế, dẫn đến phạt tiền, bắt buộc tháo gỡ nội dung quảng cáo sai lệch. Một số trường hợp bị yêu cầu ngưng lưu hành sản phẩm hoặc điều chỉnh nhãn mác.

Quý vị nào hạn chế dùng nước alkaline?

Mặc dù nước alkaline được quảng cáo với nhiều lợi ích, không phải ai cũng phù hợp để sử dụng loại nước này. Trước hết, những người đang mắc bệnh thận cần đặc biệt thận trọng. Thận là cơ quan chịu trách nhiệm điều hòa cân bằng acid-kiềm trong cơ thể; khi thận bị suy yếu, việc uống nước kiềm với pH cao có thể làm rối loạn cân bằng này và gây tích lũy kiềm, khiến tình trạng bệnh nặng hơn. Đây là lý do bệnh nhân thận mạn — đặc biệt là giai đoạn 3, 4, 5 — nên tránh dùng nước kiềm.

Bên cạnh đó, người đang sử dụng thuốc hằng ngày cũng cần lưu ý. Nước kiềm có độ pH cao có thể ảnh hưởng đến khả năng hấp thu của một số loại thuốc, đặc biệt là thuốc dạ dày, thuốc tuyến giáp, kháng sinh nhóm tetracycline hoặc fluoroquinolone. Việc uống nước kiềm gần thời điểm dùng thuốc có thể làm giảm hiệu quả điều trị. Vì vậy, người đang điều trị dài hạn nên tham khảo ý kiến bác sĩ trước khi dùng thường xuyên.

Ngoài ra, những ai có hệ tiêu hóa nhạy cảm đôi khi gặp các triệu chứng khó chịu như đầy hơi, chướng bụng hoặc tiêu chảy nhẹ khi uống nước kiềm. Điều này có thể do sự thay đổi tạm thời trong pH dạ dày, ảnh hưởng đến hoạt động của enzyme tiêu hóa. Với các trường hợp này, tốt nhất nên dùng lượng nhỏ trước và theo dõi phản ứng của cơ thể.

Chương 14: Các thắc mắc dinh dưỡng mỗi ngày

Mỗi tuần trong chương trình livestream, tôi đều nhận không ít câu hỏi về dinh dưỡng. Dưới đây là các câu hỏi hay gặp. Quý vị có thể đặt câu hỏi về dinh dưỡng trong Dr Wynn Tran Club trên Facebook, nơi có trên 23.000 thành viên theo dõi và ủng hộ bác sĩ Wynn Tran.

14.1. NÊN ĂN BAO NHIÊU TRỨNG GÀ MỖI NGÀY?

Trứng gà là một trong những nguồn dinh dưỡng tự nhiên phong phú nhất, cung cấp protein chất lượng cao, chứa đầy đủ các axit amin thiết yếu, cùng nhiều vitamin và khoáng chất quan trọng. Rất nhiều quý vị hỏi tôi có nên ăn trứng mỗi ngày không, và nên ăn bao nhiêu trứng? vì trên mạng có quá nhiều thông tin mâu thuẫn.

Câu trả lời là: tùy thuộc vào chế độ dinh dưỡng tổng thể của quý vị, đặc biệt là lượng chất béo bão hòa và cholesterol trong khẩu phần ăn hằng ngày.

Nếu quý vị có chế độ ăn ít mỡ, ít cholesterol, chẳng hạn như ăn chay thường xuyên, ăn nhiều rau củ hoặc hạn chế thịt đỏ, thì 1-2 quả trứng mỗi ngày thường không gây ảnh hưởng xấu đến sức khỏe tim mạch. Ngược lại, nếu quý vị thường xuyên ăn các món nhiều dầu mỡ, nhiều thịt đỏ, thức ăn chiên rán hoặc fast food thì việc ăn thêm 1-2 quả trứng mỗi ngày có thể làm tăng lượng cholesterol tổng thể, dẫn đến nguy cơ rối loạn mỡ máu và các bệnh tim mạch cao hơn.

Nói cách khác, điều quan trọng không phải là trứng, mà là tổng lượng mỡ và cholesterol trong khẩu phần ăn của quý vị.

Hiểu rõ mình ăn gì trong suốt một ngày sẽ giúp quý vị biết nên ăn bao nhiêu trứng là hợp lý.

Lợi ích sức khỏe của trứng: Protein chất lượng cao: Hỗ trợ xây dựng và duy trì cơ bắp. Nhiều Vitamin và khoáng chất: Bao gồm vitamin B, vitamin D, choline, lutein và zeaxanthin—tốt cho não, mắt và gan. Đặc biệt, trứng gà có nhiều Choline: Một dưỡng chất quan trọng cho phát triển não bộ và chức năng thần kinh.

Khuyến cáo về số lượng trứng nên ăn

Khuyến cáo chung của Hiệp hội Tim mạch Hoa Kỳ (AHA): Người khỏe mạnh có thể ăn 1 quả trứng mỗi ngày mà không làm tăng nguy cơ bệnh tim. Người có bệnh tim mạch hoặc rối loạn mỡ máu nên trao đổi với bác sĩ để được tư vấn phù hợp.

Các nghiên cứu gần đây:

- Một nghiên cứu lớn trên tạp chí *Heart* (2018) cho thấy ăn 1 quả trứng mỗi ngày không làm tăng nguy cơ bệnh tim, thậm chí giảm nguy cơ đột quỵ ở một số nhóm dân số.
- Các nhà khoa học của Harvard T.H. Chan School of Public Health cũng kết luận rằng ăn một quả trứng mỗi ngày phù hợp với phần lớn dân số, và nếu quý vị ăn hơn 1 quả mỗi ngày thì nên giảm lượng cholesterol từ các nguồn khác.
- Tình trạng sức khỏe: Người bị cholesterol cao, bệnh tim mạch, tiểu đường nên hỏi ý kiến bác sĩ trước khi ăn nhiều trứng mỗi ngày.
- Tổng chế độ ăn: Nếu khẩu phần ăn của quý vị ít chất béo bão hòa và ít cholesterol, trứng có thể được sử dụng linh hoạt hơn. Ngược lại, nếu đã ăn nhiều đồ chiên xào, thịt đỏ hoặc thức ăn nhanh, nên hạn chế số lượng trứng để tránh vượt mức cholesterol khuyến nghị.

14.2. NÊN UỐNG BAO NHIÊU NƯỚC MỖI NGÀY?

Nước là thành phần thiết yếu của cơ thể và đóng vai trò quan trọng trong hầu hết các chức năng sinh lý, từ điều hòa nhiệt độ, vận chuyển dưỡng chất đến bảo vệ cơ quan nội tạng. Tuy nhiên, lượng nước mỗi người cần uống mỗi ngày không giống nhau vì còn phụ thuộc vào độ tuổi, giới tính, mức độ hoạt động và điều kiện môi trường.

Nhìn chung, nam giới cần nhiều nước hơn nữ giới, người trưởng thành cần nhiều nước hơn trẻ em, và người cao tuổi đặc biệt dễ mất nước do da mỏng, cảm giác khát giảm và khả năng giữ nước kém.

Các hướng dẫn từ các tổ chức y tế uy tín giúp đưa ra mức tham khảo quan trọng. Viện Y học Hoa Kỳ (IOM) khuyến nghị nam giới nên uống khoảng 3.7 lít (khoảng 13 ly) nước mỗi ngày, trong khi nữ giới nên uống khoảng 2.7 lít (khoảng 9 ly). Food and Nutrition Board đưa ra khuyến cáo tương tự, nhưng nhấn mạnh rằng nhu cầu nước có thể thay đổi tùy theo tình trạng sức khỏe và lối sống từng cá nhân.

Một số yếu tố ảnh hưởng đáng kể đến nhu cầu nước hằng ngày gồm:

- Hoạt động thể chất: Người tập luyện hoặc vận động nhiều cần bù nước liên tục do mất nước qua mồ hôi.
- Thời tiết: Môi trường nóng bức hoặc khô làm cơ thể mất nước nhanh hơn.
- Tình trạng sức khỏe: Sốt, tiêu chảy, nôn ói hoặc nhiễm trùng làm tăng nhu cầu nước.

Để ước tính cơ thể đã đủ nước hay chưa, cách đơn giản và hiệu quả nhất là quý vị theo dõi màu sắc nước tiểu. Nước tiểu trong hoặc vàng nhạt cho thấy cơ thể đủ nước; trong khi nước tiểu sẫm màu và có mùi nặng là dấu hiệu mất nước và cần bổ sung nước ngay. Đồng thời, hãy lắng nghe cơ thể: cảm giác khát, miệng khô, mệt mỏi hoặc da khô đều là dấu hiệu cảnh báo. Tuy nhiên, quý vị không nên đợi đến khi khát mới uống nước, vì lúc đó cơ thể và thận đã phải làm việc quá mức để giữ nước, hãy tạo thói quen uống nước đều đặn suốt cả ngày.

Ngoài nước lọc, quý vị cũng có thể nhận nước từ trái cây và rau củ như cam, dưa hấu, dưa chuột. Tuy nhiên, nước lọc vẫn nên là nguồn nước chính, không nên thay thế bằng nước ngọt hay soda vì dễ gây tăng đường huyết và mất nước ngược lại.

Tóm lại, dù có các khuyến cáo chung, nhu cầu dùng nước mỗi người là khác nhau. Theo dõi nước tiểu và lắng nghe cơ thể là cách đơn giản nhất để đảm bảo quý vị luôn cung cấp đủ nước cho cơ thể, giúp duy trì sức khỏe tối ưu mỗi ngày.

14.3. ĂN RAU RĂM CÓ LÀM GIẢM KHẢ NĂNG TÌNH DỤC?

Nhiều quý vị thường hỏi tôi về một quan niệm dân gian rất phổ biến: ăn rau răm (Persicaria odorata) có làm giảm khả năng tình dục hay không? Rau răm là loại rau thơm được dùng thường xuyên trong ẩm thực Việt Nam, xuất hiện trong các món như trứng vịt lộn, gỏi, hải sản, hoặc ăn kèm như gia vị tạo hương.

Theo quan niệm truyền thống, rau răm được cho là "làm giảm ham muốn", đặc biệt ở nam giới. Dân gian còn xếp rau răm vào nhóm các thực phẩm có tính mát (theo Đông y), giúp giải nhiệt, kích thích tiêu hóa và giảm đau nhẹ. Tuy nhiên, đến thời điểm hiện tại, không có bất kỳ nghiên cứu khoa học nào chứng minh rau răm làm giảm sinh lý hoặc ảnh hưởng đến hormone sinh dục nam nữ.

Bằng chứng khoa học

- Không có nghiên cứu nào trên người hoặc động vật chỉ ra rau răm có thể làm giảm testosterone, estrogen hoặc các hormone liên quan đến khả năng tình dục. Đây là điểm quan trọng nhất vì đa số các quan niệm về rau răm chỉ là truyền miệng. Chúng ta cần các nghiên cứu khoa học để chứng minh một tác dụng phụ nào đó, không cần các bài viết online.

- Một số nghiên cứu hóa thực vật cho thấy rau răm chứa polyphenol, chất chống oxy hóa và hoạt tính kháng viêm nhẹ, có lợi cho sức khỏe tiêu hóa và miễn dịch.
- Rau răm như các loại rau thơm khác giàu chất xơ, vitamin và hoạt chất thực vật, hoàn toàn không có đặc tính gây ức chế sinh dục.

Vậy vì sao dân gian cho rằng rau răm làm giảm sinh lý?

Lý do chủ yếu xuất phát từ kinh nghiệm truyền miệng và quan niệm về "tính hàn (lạnh) tính nhiệt (nóng)" của thực phẩm trong Đông y, chứ không dựa trên dữ liệu khoa học. Khi chưa có nghiên cứu kiểm chứng, chúng ta nên xem đây là thông tin truyền thống, không phải khuyến cáo y khoa.

Vậy thì rau răm có lợi hay hại?

Rau răm chứa nhiều chất chống oxy hóa (giúp giảm viêm, bảo vệ tế bào), chất xơ (hỗ trợ tiêu hóa), và tinh dầu tự nhiên (tạo mùi thơm, có khả năng kháng khuẩn nhẹ). Tuy nhiên, bất kỳ thực phẩm nào cũng cần dùng vừa phải. Ăn quá nhiều rau răm, nhất là ăn sống, có thể gây kích ứng tiêu hóa thậm chí ngộ độc nhẹ do tinh dầu và alkaloid trong lá (khi ăn với số lượng lớn)

Vì vậy, tốt nhất là quý vị dùng rau răm kèm với thức ăn giàu protein như trứng vịt lộn, hải sản, hoặc gỏi, đúng cách mà ẩm thực Việt Nam đã sử dụng từ lâu. Ngồi quán lề đường ăn hột vịt lộn chung với rau răm là tuyệt vời nhất.

14.4. THIẾU MÁU NÊN ĂN GÌ?

Thiếu máu (anemia) là tình trạng cơ thể chúng ta không có đủ hồng cầu khỏe mạnh để vận chuyển oxy đến các mô. Khi oxy cung cấp cho não giảm, chúng ta có thể cảm thấy chóng mặt, buồn ngủ, ù tai, hoa mắt, mệt mỏi và giảm khả năng tập trung. Vì vậy, tim cũng phải hoạt động nhiều hơn (tăng nhịp) để bù đắp, dễ dẫn đến tim đập nhanh, khó thở, và về lâu dài có thể gây suy tim.

Ở phụ nữ mang thai, thiếu máu gây nhiều hệ lụy nghiêm trọng: sinh non, thai chậm tăng trưởng, giảm miễn dịch ở trẻ, tăng nguy cơ nhiễm trùng và tử vong sơ sinh. Trẻ em bị thiếu máu thường biếng ăn, chậm tăng cân và chậm phát triển trí não. Vì vậy, việc hiểu rõ nguyên nhân thiếu máu là điều vô cùng quan trọng để điều trị đúng cách.

Vì sao chúng ta bị thiếu máu?

Thiếu máu có nhiều lý do và có thể liên quan đến dinh dưỡng. Chúng ta cần biết lý do chính xác để bổ sung dinh dưỡng phù hợp.

1. **Thiếu máu do thiếu sắt (Iron deficiency anemia)**: Đây là nguyên nhân phổ biến nhất. Người bệnh có thể thiếu sắt do chế độ ăn kém, phụ nữ có kinh nguyệt nhiều, hoặc bệnh đường ruột làm giảm hấp thu sắt như viêm ruột mạn tính.
2. **Thiếu máu do thiếu vitamin B12**: Những người ăn chay trường, người cao tuổi hoặc bệnh nhân rối loạn hấp thu có nguy cơ thiếu B12, gây thiếu máu và tổn thương thần kinh với các triệu chứng mệt mỏi, tê tay chân.
3. **Thiếu máu do thiếu Folate (vitamin B9)**: Folate cần thiết cho quá trình tạo hồng cầu. Người ăn ít rau xanh, người nghiện rượu và phụ nữ mang thai dễ bị thiếu folate. Thiếu folate làm tăng nguy cơ dị tật ống thần kinh ở thai nhi.
4. **Thiếu máu do tán huyết (Hemolytic anemia)**: Bệnh này xảy ra khi hồng cầu bị phá huỷ nhanh hơn bình thường do

bệnh tự miễn (lupus, viêm khớp dạng thấp), ngộ độc, nhiễm trùng, hoặc bệnh di truyền. Thường bệnh nhân sẽ có dấu hiệu vàng da, vàng mắt và nước tiểu sẫm màu kèm theo các triệu chứng thiếu máu.

5. **Thiếu máu do giảm sản xuất hồng cầu (Aplastic anemia)**. Do tủy xương không sản xuất đủ tế bào máu, thường liên quan đến thuốc hóa trị khi điều trị ung thư, các loại virus, bệnh tự miễn hoặc độc chất.

6. **Thiếu máu do bệnh mạn tính (Anemia of chronic disease)** Gặp ở bệnh nhân suy thận, ung thư, viêm khớp dạng thấp, nhiễm trùng kéo dài.

7. **Thiếu máu do di truyền**: Hai loại thường gặp là Thalassemia và Hồng cầu liềm (Sickle cell disease)

8. **Thiếu máu do mất máu cấp tính**: Do xuất huyết tiêu hoá, tai nạn, phẫu thuật, hoặc vỡ động mạch chủ.

Bổ sung dinh dưỡng để cải thiện bệnh thiếu máu

Các dạng thiếu máu do thiếu chất dinh dưỡng có thể cải thiện nhanh chóng nếu bổ sung đúng cách. Ngược lại, thiếu máu do di truyền, bệnh tự miễn hoặc chấn thương thường cần điều trị y khoa chuyên sâu; dinh dưỡng chỉ đóng vai trò hỗ trợ.

1. **Thực phẩm giàu sắt**: Có hai loại sắt trong thực phẩm. Sắt heme (hấp thu tốt hơn), từ động vật như thịt đỏ (bò, lợn), gan, nội tạng, thịt gia cầm, và hải sản: hàu, nghêu, tôm, cá hồi. Loại Sắt non-heme (hấp thu kém hơn), từ thực vật, Rau xanh đậm: cải bó xôi, cải xoăn, rau dền, rau muống. Các loại đậu: đậu đen, đậu xanh, đậu nành hay hạt bí, hạt hướng dương. Ngũ cốc tăng cường sắt cũng có thể dùng. Một điểm quan trọng là quý vị nhớ dùng thực phẩm giàu sắt chung với vitamin C (cam, chanh, ổi, dâu tây, ớt chuông, cà chua) giúp tăng hấp thu sắt, đặc biệt là sắt từ thực vật.

2. **Thực phẩm giàu Folate (vitamin B9) như rau xanh:** rau bina, măng tây, đậu lăng, đậu gà (chickpea). Các loại trái cây họ cam quýt hay ngũ cốc tăng cường folate cũng có nhiều B9.

3. **Thực phẩm giàu vitamin B12:** như Thịt bò, thịt gà, cá và hải sản, trứng, sữa và các sản phẩm từ sữa. Quý vị ăn chay trường cần bổ sung B12 qua viên uống hoặc thực phẩm tăng cường.

4. **Thực phẩm giàu đồng và kẽm.** Hai vi chất này giúp cơ thể sử dụng và vận chuyển sắt hiệu quả hơn. Đồng có trong hạt điều, hạt hạnh nhân hay gan động vật. Kẽm có trong hàu (nguồn kẽm cao nhất trong thực phẩm), thịt đỏ, hay các loại hạt

Thực phẩm làm chậm hấp thu sắt (quý vị cần hạn chế ăn nếu bị thiếu máu)

Một số thực phẩm làm giảm hấp thu sắt nếu dùng cùng bữa như trà, cà phê (chứa tannin), thực phẩm giàu canxi (sữa, phô mai) - cạnh tranh hấp thu với sắt. Các loại nước ngọt có gas (chứa phosphat) hay thực phẩm chứa oxalate cao như rau bina (hấp thu sắt vẫn thấp nếu ăn cùng lượng lớn oxalate) có thể làm chậm hấp thu sắt. Quý vị nên tránh các thực phẩm này khỏi bữa ăn giàu sắt ít nhất 1-2 giờ.

14.5. BỆNH GÚT NÊN ĂN GÌ?

Gout (gút) là một dạng viêm khớp cấp và mạn tính xảy ra khi nồng độ axit uric trong máu tăng cao, khiến các tinh thể urat tích tụ tại khớp và gây viêm đau dữ dội. Các cơn gout cấp thường xuất hiện về đêm, thời điểm nhiệt độ cơ thể giảm, tạo điều kiện cho tinh thể uric kết tủa trong khớp. Khi đó, hệ miễn dịch phản ứng mạnh, gây sưng, nóng, đỏ và đau dữ dội.

Mặc dù phần lớn bệnh gout có thể liên quan đến việc giảm khả năng tiết xuất Uric Acid (do bệnh thận, chế độ dinh dưỡng vẫn đóng vai trò quan trọng trong việc quản lý bệnh, giảm tần suất bùng phát và cải thiện chất lượng cuộc sống của bệnh nhân.

Các thực phẩm nên dùng

1. **Quý vị nhớ chọn thực phẩm ít purine**. Purine là hợp chất phân hủy thành axit uric; thực phẩm chứa ít purine giúp giảm nguy cơ tái phát gout như Trái cây và rau củ như táo, cam, chuối, cà chua, bông cải xanh, rau cải, dưa hấu. Ngũ cốc nguyên hạt như gạo lứt, yến mạch, quinoa. Hạt và hạt giống: Hạnh nhân, hạt chia, hạt lanh.
2. **Protein từ thực vật (rất quan trọng)**. Nghiên cứu cho thấy protein nguồn thực vật không làm tăng nguy cơ gout như thịt đỏ. Đậu lăng, đậu xanh, đậu Hà Lan. Các sản phẩm từ đậu nành: đậu hũ, sữa đậu nành.
3. **Chất béo lành mạnh**: Giảm viêm, hỗ trợ tim mạch và không làm tăng axit uric như dầu ô liu, dầu hạt cải. Các hạt hạnh nhân, óc chó, hạt điều.
4. **Thực phẩm giúp giảm axit uric như anh đào:** Nhiều nghiên cứu cho thấy ăn anh đào làm giảm axit uric và giảm nguy cơ lên cơn gout. Cà phê: Một số nghiên cứu quan sát cho thấy uống cà phê (không đường) có thể liên quan đến mức uric thấp hơn và giảm nguy cơ phát triển gout.
5. **Uống đủ nước (rất quan trọng trong quý vị lên cơn gout) như nước lọc:** Ít nhất 8 ly/ngày để giúp thận đào thải axit uric. Nước khoáng kiềm: Có thể giúp trung hòa axit và hỗ trợ giảm nguy cơ bùng phát gout.

Thực phẩm quý vị cần hạn chế

1. **Thực phẩm giàu purine:** Đây là nhóm thực phẩm quan trọng nhất cần kiểm soát như Thịt đỏ và nội tạng: Bò, cừu, gan, thận, lòng, óc. Hải sản: Cá trích, cá mòi, cá hồi, sò, tôm — đặc biệt quan trọng đối với bệnh nhân hay tái phát cơn gout.

2. **Đồ uống có cồn như bia:** Là nguyên nhân hàng đầu gây tăng axit uric vì chứa purine cao và làm giảm đào thải uric qua thận.Rượu mạnh: Làm rối loạn chuyển hóa và dễ kích hoạt cơn gout.
3. **Đồ uống có đường** (fructose) như nước ngọt, nước trái cây đóng chai, soda — fructose làm tăng nhanh axit uric. Đây là nhóm thực phẩm bệnh nhân gout cần tránh nhiều nhất bên cạnh rượu bia.
4. **Thực phẩm nhiều chất béo bão hòa** như thức ăn nhanh, đồ chiên, thịt mỡ vì chúng làm tăng viêm và giảm khả năng thải axit uric.

14.6. BỆNH GÚT CÓ ĐƯỢC UỐNG CAFE ĐEN?

Câu trả lời ngắn gọn là có.

Người bị gút hoàn toàn có thể uống cà phê đen, và thậm chí việc uống cà phê đều đặn còn có thể giúp giảm nguy cơ mắc gút theo nhiều nghiên cứu dịch tễ lớn. Lưu ý là tôi nói cafe đen, không phải cafe sữa đá hay cafe trứng.

Gút là bệnh viêm khớp do tích tụ acid uric trong máu và khớp. Điểm thú vị là nhiều nghiên cứu quan sát ở Mỹ và châu Âu cho thấy người uống cà phê đen thường xuyên có mức acid uric thấp hơn, nhờ đó giảm nguy cơ phát triển bệnh gút mới.

Việc giảm bệnh gút do uống cafe được cho là liên quan đến các hoạt chất sinh học trong cà phê như polyphenol trong cà phê có tác dụng chống oxy hóa, giảm viêm và giúp tăng bài tiết acid uric qua thận. Chất Caffeine có thể ảnh hưởng đến chuyển hóa purine, từ đó làm giảm lượng acid uric trong máu.Acid chlorogenic, một chất chống oxy hóa mạnh khác, có thể tăng độ nhạy insulin, giúp giảm nguy cơ tăng acid uric (vì kháng insulin thường đi kèm tăng uric).

Điều đáng lưu ý là cà phê không làm tăng nguy cơ bùng phát cơn gút cấp, nghĩa là không khiến khớp bị viêm đỏ đau nhức ngay lập tức. Tuy nhiên, các loại cà phê chứa nhiều đường hoặc nhiều sữa đặc như cà phê sữa đá, cà phê trứng... có thể làm tăng đường huyết và tăng nguy cơ tiểu đường, mà tiểu đường là yếu tố làm tăng nguy cơ tái phát gút cấp.

Khuyến cáo dành cho bệnh nhân gút

- Quý vị có thể uống 2-3 tách cà phê mỗi ngày, tùy mức dung nạp caffeine.
- Ưu tiên cà phê đen, ít đường hoặc không đường.
- Tránh uống cà phê pha với quá nhiều sữa béo nếu đang kiểm soát cân nặng hoặc mỡ máu.

Tóm lại, cà phê đen không chỉ an toàn cho người bệnh gút, mà còn có thể mang lại lợi ích trong việc giảm acid uric và giảm nguy cơ mắc bệnh gút nếu sử dụng hợp lý.

14.7. UỐNG THUỐC CAO MỠ KHÔNG ĐƯỢC ĂN BƯỞI?

Nhiều quý vị hỏi tôi liệu ăn bưởi có an toàn khi đang uống thuốc hạ mỡ hay không. Câu trả lời ngắn gọn là: một số loại thuốc statin có thể tương tác nguy hiểm với bưởi, nhưng không phải tất cả thuốc statin quý vị uống đều bị ảnh hưởng. Quan trọng là thuốc quý vị uống loại nào.

Bưởi là trái cây rất giàu dinh dưỡng, chứa vitamin C, B6, chất chống oxy hóa, chất xơ, magnesium và potassium, nhưng lại có một nhược điểm quan trọng: bưởi chứa chất furanocoumarin, có thể ức chế enzyme gan CYP3A4, vốn chịu trách nhiệm chuyển hóa nhiều loại thuốc, trong đó có một số thuốc statin.

Khi CYP3A4 bị ức chế, thuốc statin sẽ đi vào máu nhiều hơn bình thường, làm tăng nguy cơ ngộ độc thuốc. Ví dụ, thay vì chỉ 10-15 mg thuốc vào máu sau khi gan lọc, ăn bưởi có thể khiến 30-45 mg thuốc đi vào máu.

Statin là nhóm thuốc hạ mỡ giúp giảm LDL, giảm triglyceride, tăng HDL và có tác dụng chống viêm thành mạch.

Tuy nhiên, chỉ ba loại statin bị ảnh hưởng mạnh bởi bưởi là lovastatin, simvastatin và atorvastatin. Các statin khác (như rosuvastatin, pravastatin, pitavastatin) chuyển hóa qua enzym khác và thường không bị bưởi ảnh hưởng đáng kể.

Lưu ý quan trọng là các tương tác chỉ xảy ra khi thuốc statin được uống, nếu dùng dạng tiêm thì không bị ảnh hưởng.

Khi quý vị dùng thuốc statin và bưởi kết hợp, nồng độ thuốc trong máu tăng cao có thể gây ngộ độc statin với các triệu chứng như đau cơ, mệt mỏi, tổn thương cơ bắp, có thể làm men gan tăng, đau bụng, Khó tiêu. Tăng đường huyết hay rối loạn thần kinh như lơ mơ, giảm tập trung và tăng nguy cơ tổn thương thận

Như vậy, ăn bưởi tốt cho sức khỏe, và statin cũng là thuốc hiệu quả trong giảm mỡ máu. Tuy nhiên, lovastatin, simvastatin và atorvastatin là những loại thuốc hạ mỡ không nên dùng chung với bưởi, vì nguy cơ tăng nồng độ thuốc và ngộ độc.

Nếu quý vị đang dùng rosuvastatin hoặc pravastatin, tương tác với bưởi không đáng kể. Ăn một lượng ít bưởi, dù quý vị uống statin nào, vẫn có thể an toàn.

14.8. ĂN GÌ CHỮA HAY NGĂN NGỪA UNG THƯ?

Rất nhiều quý vị hỏi tôi liệu có loại thực phẩm nào có thể chữa ung thư hoặc giúp phòng ngừa ung thư?

Câu trả lời dựa trên bằng chứng khoa học là không có loại thực phẩm nào có thể chữa ung thư hoặc giảm nguy cơ ung thư hoàn toàn xuống bằng không.

Đơn giản là vì không có thực phẩm nào có thể tiêu diệt hoàn toàn tế bào ung thư. Thêm nữa, bệnh ung thư có rất nhiều nguyên nhân khác nhau như di truyền, môi trường, hóa chất, tuổi tác, đột biến tự phát, lối sống và bệnh ung thư cũng có nhiều loại khác nhau. Không một loại thực phẩm nào có thể ngăn ung thư 100% hoặc đảo ngược hoàn toàn bệnh.

Tuy nhiên, nhiều nghiên cứu cho thấy dinh dưỡng có thể là một yếu tố tác động mạnh đến phát triển bệnh ung thư, nhưng không phải yếu tố tuyệt đối. Quan trọng là các thực phẩm lành mạnh giảm nguy cơ, nhưng thể hoàn toàn không loại bỏ nguy cơ ung thư.

Nói cách khác, một số thực phẩm có thể giúp phòng ngừa ung thư, nhưng không thể chữa khỏi ung thư. Cho đến nay, các khuyến cáo về thực phẩm dựa trên nghiên cứu để giảm nguy cơ ung thư là

1. Tập trung vào thực phẩm nguồn gốc thực vật như rau củ quả. Các nghiên cứu cho thấy chế độ ăn giàu thực vật giúp, giảm viêm, giảm stress oxy hóa, và hỗ trợ hệ miễn dịch. Các thức ăn này giảm nguy cơ ung thư vú, ruột già, dạ dày, phổi.
2. Duy trì cân nặng khỏe mạnh. Thừa cân là yếu tố nguy cơ của ít nhất 13 loại ung thư, theo WHO và CDC. Vì vậy, dinh dưỡng giữ không tăng cân béo phì là chìa khoá quan trọng ngăn ngừa ung thư.
3. Tránh thực phẩm làm tăng rủi ro hay nguy cơ ung thư Các nghiên cứu chất lượng cao cho thấy những thực phẩm dưới đây tăng nguy cơ ung thư là thịt đỏ, thịt chế biến (bacon, xúc xích, giò chả công nghiệp), các đồ chiên rán, dầu tái sử dụng. Các thức uống có đường, rượu bia, thức ăn quá mặn, quá ngọt, nướng cháy.

Các loại rau củ quả có thể giảm rủi ro ung thư

- Dâu, việt quất
- Bông cải xanh
- Cà chua
- Nho tím

- Hạt óc chó
- Nghệ
- Các loại rau củ nhiều màu

Các thực phẩm này đều chứa phytochemicals (phytonutrients), là các hợp chất tự nhiên trong thực vật có tác dụng chống oxy hóa, giảm viêm, tăng cường miễn dịch, hỗ trợ sửa chữa DNA giảm stress tế bào. Để đạt tối đa khả năng bảo vệ ngăn ngừa ung thư, các nghiên cứu chỉ ra ăn đa dạng màu sắc thực vật mỗi ngày có thể tăng thêm khả năng ngăn ngừa. Mỗi màu sắc đại diện cho nhóm phytochemicals khác nhau:

- Đỏ: Lycopene (cà chua, dưa hấu)
- Cam - vàng: Beta-carotene (cà rốt, bí đỏ)
- Xanh lá: Lutein, sulforaphane
- Tím: Anthocyanin (nho tím, việt quất)

Quý vị cũng ưu tiên chế độ ăn kiểu Địa Trung Hải (Mediterranean Diet) kết hợp với chế độ ăn uống Thuần Việt. Đây là chế độ ăn có bằng chứng giảm nguy cơ ung thư mạnh mẽ nhất vì có nhiều rau củ, trái cây, cá, dầu ô liu, ngũ cốc nguyên hạt, it thịt đỏ và chút rượu vang đỏ ở mức rất thấp.

14.9. TÔI CÓ NÊN UỐNG CANXI?

Câu trả lời ngắn gọn là tùy vào tuổi, chế độ ăn, mật độ xương và tình trạng sức khỏe của quý vị. Không phải quý vi nào cũng cần uống canxi vì có thể có tác dụng phụ nguy hiểm, nhưng rất nhiều người, đặc biệt người trên 50 tuổi, có thể đang thiếu canxi mà không biết.

Để biết quý vị có nên uống bổ sung canxi hay không, hãy xem những yếu tố dưới đây:

1. **Tuổi của quý vị**. Từ 40 tuổi trở lên: nhu cầu canxi bắt đầu tăng vì xương thoái hóa nhanh hơn. Phụ nữ sau mãn kinh:

nguy cơ loãng xương cao nên bổ sung canxi + vitamin D. Với người có tuổi trên 60 tuổi thì gần như luôn cần bổ sung, trừ khi quý vị ăn uống cực kỳ đầy đủ. Do đó, tuổi tác là rủi ro lớn nhất thiếu canxi.

2. **Chế độ ăn hằng ngày của quý vị có đủ canxi?** Chúng ta cần khoảng 1,000 mg canxi/ngày (người trưởng thành) và 1200mg/ngày (người >50 tuổi hoặc phụ nữ mãn kinh). Trong khi đó, khẩu phần ăn Việt Nam thường chỉ cung cấp được 500-600 mg/ngày dẫn đến rủi ro thiếu canxi. Nếu quý vị ăn ít sữa, phô mai, yogurt, hay cá nhỏ ăn nguyên xương (cá mòi, cá trích), và ít ăn rau màu xanh đậm hay các hạt hạnh nhân, mè, đậu nành thì khả năng rất cao là quý vị thiếu canxi, nên bổ sung.
3. **Dấu hiệu thiếu canxi âm thầm với các triệu chứng** như chuột rút ban đêm, tê đầu ngón tay, ngón chân, móng tay giòn, tóc dễ gãy đau lưng, đau xương. Hay mệt mỏi, khó ngủ hay men xương giảm hoặc mật độ xương thấp (DEXA). Quý vị nhớ đi bác sĩ ngay nếu có những triệu chứng này. Lưu ý là nhiều bệnh khác cũng có thể có những triệu chứng này.
4. **Kết quả xét nghiệm chẩn đoán:** Quý vị nên uống bổ sung canxi nếu bác sĩ nói quý vị bị loãng xương hoặc tiền loãng xương. Xét nghiệm vitamin D thấp hay xét nghiệm DEXA scan cho thấy mật độ xương giảm. Đặc biệt là quý vị có nguy cơ cao loãng xương (nữ >50 tuổi, hút thuốc, ít vận động). Lưu ý là xét nghiệm nồng độ canxi trong máu không phải là cách tốt để biết cơ thể thiếu canxi.

Quý vị nào không nên uống canxi?

Mặc dù canxi rất quan trọng cho xương, không phải ai cũng phù hợp để bổ sung. Những người có tiền sử sỏi thận calci oxalat cần thận trọng, vì bổ sung canxi sai cách có thể làm tăng nguy cơ hình thành sỏi mới; nhóm này nên hỏi ý kiến bác sĩ trước khi dùng. Người bị tăng calci máu (nồng độ canxi trong máu cao hơn bình thường) cũng tuyệt đối không nên uống thêm canxi vì có thể gây rối loạn nhịp tim, buồn nôn và tổn thương thận.

Người suy thận giai đoạn nặng cần tránh bổ sung canxi bừa bãi, vì thận suy giảm chức năng làm tăng nguy cơ tích tụ canxi trong máu và mô mềm. Ngoài ra, những người đang dùng các loại thuốc mà canxi có thể cản trở hấp thu, như thuốc tuyến giáp (levothyroxine), thuốc kháng sinh nhóm tetracycline hoặc fluoroquinolone, cũng cần uống cách xa 2-4 giờ hoặc tham khảo bác sĩ trước khi bổ sung.

14.10. UỐNG CANXI LOẠI NÀO?

Việc chọn đúng loại canxi rất quan trọng vì mỗi loại có khả năng hấp thu, giá thành và tác dụng phụ khác nhau. Không phải loại canxi nào cũng phù hợp với tất cả mọi người. Lựa chọn đúng loại canxi giúp quý vị hấp thu tốt hơn, ít táo bón, giảm nguy cơ sỏi thận và bảo vệ xương tối ưu.

1. Canxi Carbonate, phổ biến nhất.

Canxi carbonate là loại thường gặp nhất, chứa khoảng 40% canxi nguyên tố. Ưu điểm của nó là rẻ và hàm lượng cao, nên uống ít viên hơn. Tuy nhiên, loại này phải uống sau bữa ăn, vì cần acid dạ dày để hấp thu. Nhược điểm lớn nhất là dễ gây đầy hơi và táo bón. Phù hợp với người trẻ, dạ dày khỏe, không bị trào ngược hoặc khó tiêu.

2. Canxi Citrate, hấp thu tốt nhất

Canxi citrate hấp thu tốt hơn carbonate, kể cả khi dạ dày ít acid. Loại này có thể uống lúc đói hoặc no, ít gây táo bón và dễ dung nạp. Điểm trừ là hàm lượng canxi nguyên tố chỉ khoảng 21%, nên phải uống nhiều viên hơn. Phù hợp cho người trên 50 tuổi, người bị GERD, người dùng thuốc giảm acid (như omeprazole, pantoprazole).

3. Canxi Lactate / Gluconate, dịu nhẹ với dạ dày.

Nhóm canxi này hấp thu tốt nhưng hàm lượng canxi nguyên tố thấp nhất. Ưu điểm là ít gây đầy bụng. Phù hợp với người cần loại nhẹ nhàng cho dạ dày nhưng không cần bổ sung liều cao.

4. Canxi từ tảo biển, tự nhiên, dễ hấp thu

Canxi chiết xuất từ tảo biển (*Lithothamnion*) đang được nhiều người quan tâm vì chứa thêm nhiều khoáng vi lượng như magiê và kẽm. Hấp thu tốt, ít táo bón, nhưng giá khá cao và chưa có nhiều nghiên cứu lớn như citrate hoặc carbonate.

Phù hợp: Người muốn sản phẩm tự nhiên, ít tác dụng phụ.

5. Canxi Hydroxyapatite (MCHA) - Giống cấu trúc xương người.

Đây là dạng canxi có cấu trúc gần giống xương thật, gồm canxi + phosphate + collagen. Hấp thu tốt, hỗ trợ xương vượt trội, ít gây táo bón. Tuy nhiên, giá cao và chất lượng khác nhau giữa các hãng. Phù hợp với người bị loãng xương hoặc cần hỗ trợ xương chuyên sâu.

Loại canxi phù hợp theo từng đối tượng

- Người trên 50 tuổi: Canxi citrate
- Người bị trào ngược / dùng thuốc giảm acid: Canxi citrate
- Người dễ táo bón: Citrate, tảo biển hoặc MCHA
- Người cần liều cao, giá hợp lý: Carbonate
- Người loãng xương: MCHA hoặc citrate

14.11. DÙNG VITAMIN K2 VỚI VITAMIN D3?

Câu trả lời ngắn gọn là có vì hai vitamin này phối hợp với nhau rất tốt trong việc bảo vệ xương và mạch máu. Tuy nhiên, không phải ai cũng cần bổ sung vitamin K, và có những trường hợp phải tránh.

Vì sao nên dùng vitamin K2 cùng vitamin D3?

1. Vitamin D làm tăng khả năng hấp thu canxi từ ruột vào máu. Nhưng nếu chỉ dùng vitamin D mà không có đủ vitamin K, lượng canxi vào máu nhiều có thể không đi vào xương hoặc đôi khi đi sai chỗ, lắng đọng vào mạch máu, gây vôi hóa động mạch. Có thể ví von vitamin K như chiếc xe chỉ đường canxi và vitamin D đi vào xương.
2. Vitamin K giúp đưa canxi vào xương và tránh lắng đọng vào mạch. Vitamin K (đặc biệt là K2 - MK-7) có tác dụng kích hoạt osteocalcin, đưa canxi vào xương và kích hoạt MGP (Matrix Gla Protein), ngăn canxi bám vào mạch máu Nhiều nghiên cứu cho thấy vitamin K2 giúp tăng mật độ xương, giảm nguy cơ gãy xương, giảm vôi hóa động mạch, và iảm nguy cơ bệnh tim mạch.

Ai nên bổ sung vitamin K2 cùng D3?

Một số quý vị nên bổ sung vitamin K2 cùng D3, vì sự kết hợp này giúp đưa canxi vào xương và ngăn canxi lắng đọng sai chỗ trong mạch máu. Trước hết, những người uống vitamin D liều cao nên dùng thêm K2, vì vitamin D làm tăng hấp thu canxi vào máu, và K2 giúp định hướng canxi đi vào xương an toàn hơn. Tương tự, người đang bổ sung canxi hằng ngày cũng cần vitamin K2 để hạn chế nguy cơ vôi hóa động mạch.

Những người loãng xương hoặc tiền loãng xương được hưởng lợi rõ rệt từ bộ đôi D3 + K2, vì K2 kích hoạt các protein như osteocalcin giúp tăng mật độ xương. Nhóm trên 50 tuổi và phụ nữ sau mãn kinh cũng nên bổ sung vì ở giai đoạn này, tốc độ mất xương diễn ra nhanh hơn. Cuối cùng, những người có nguy cơ vôi hóa mạch, xơ vữa động mạch hoặc bệnh tim cũng được khuyến cáo cân nhắc bổ sung K2, nhằm giúp ngăn canxi bám vào thành mạch và cải thiện sức khỏe tim mạch lâu dài.

Quý vị nào không nên uống vitamin K?

Một số nhóm người cần tuyệt đối thận trọng khi bổ sung vitamin K vì có thể gây nguy hiểm cho sức khỏe. Trước hết, những người đang dùng thuốc chống đông máu như Warfarin (Coumadin) không được bổ sung vitamin K1 hoặc K2 nếu chưa có chỉ định của bác sĩ. Vitamin K có tác dụng đối kháng với Warfarin, làm máu đông nhanh hơn, khiến thuốc mất tác dụng và tăng nguy cơ hình thành cục máu đông — một biến chứng có thể dẫn đến đột quy hoặc nhồi máu cơ tim.

Ngoài ra, những người có rối loạn đông máu đặc biệt hoặc đang được theo dõi điều trị huyết học cũng cần hỏi ý kiến bác sĩ trước khi dùng vitamin K, vì vitamin này có thể làm thay đổi quá trình đông máu tự nhiên của cơ thể. Tóm lại, nếu bạn đang dùng thuốc chống đông hoặc có bệnh lý đông máu, tuyệt đối không tự ý uống vitamin K để tránh các biến chứng nguy hiểm.

14.12. CÓ NÊN UỐNG MAGGIE?

Câu trả lời ngắn gọn là có nếu quý vị thuộc nhóm người dễ thiếu magie. Thực tế nhiều người trưởng thành đều thiếu Magie mà không biết vì xét nghiệm máu không phải lúc nào cũng chính xác và các triệu chứng thiếu Magie thường không rõ ràng.

Magie là khoáng chất tham gia hơn 300 phản ứng sinh hóa trong cơ thể: chức năng thần kinh, cơ bắp, giấc ngủ, tim mạch, đường huyết và sức mạnh của xương. Tuy nhiên, chế độ ăn hiện đại (nhiều tinh bột, ít rau, ít hạt) khiến 60-70% người lớn thiếu magie mãn tính.

1. Dấu hiệu cơ thể quý vị có thể đang thiếu magie

Thiếu magie thường diễn ra âm thầm, nhưng cơ thể quý vị vẫn gửi ra nhiều tín hiệu cảnh báo. Những dấu hiệu thường gặp nhất gồm chuột rút hoặc co giật nhẹ, khó ngủ hoặc ngủ không sâu giấc, táo bón, tim đập nhanh hoặc hồi hộp, mệt mỏi kéo dài, đau đầu hoặc đau nửa đầu. Một số người còn cảm thấy lo âu, căng thẳng, tê bì tay chân hoặc có huyết áp tăng nhẹ. Quý vị cần gặp bác sĩ để chẩn đoán vì các triệu chứng trên có thể từ những bệnh khác, không hẳn từ thiếu Magie.

2. Quý vị nào nên uống magie?

Quý vị nên gặp bác sĩ trước để chẩn đoán thiếu Maggie. Quý vị dùng bổ sung magie nếu thường xuyên mất ngủ, căng thẳng hoặc stress, vì magie giúp thư giãn hệ thần kinh và cải thiện chất lượng giấc ngủ. Những người hay chuột rút, đau cơ hoặc mỏi cơ sau vận động cũng là nhóm cần thiết bổ sung vì magie hỗ trợ chức năng cơ bắp.

Nếu quý vị đang dùng vitamin D, cơ thể càng cần magie, vì đây là khoáng chất giúp kích hoạt và chuyển hóa vitamin D hiệu quả. Người bị táo bón, tiền tiểu đường hoặc tiểu đường type 2 cũng có lợi khi dùng magie vì chất này giúp điều hòa đường huyết và cải thiện nhu động ruột. Những ai uống cà phê nhiều cũng dễ mất magie qua nước tiểu. Bên cạnh đó, những người ăn ít rau, hạt, đậu, hoặc người cao tuổi với khả năng hấp thu magie suy giảm theo thời gian, là nhóm rất dễ thiếu và nên được bổ sung thường xuyên.

3. Xét nghiệm máu có biết magie đủ hay không?

Có, nhưng có thể không chính xác. Vì Magie trong máu chỉ chiếm 1% tổng lượng magie cơ thể, nên xét nghiệm máu (serum level) có thể thường bình thường dù quý vị bị thiếu. Chẩn đoán magie cần thêm xét nồng độ magie trong hồng huyết cầu hay xét nghiệm tổng hợp magie (whole blood magnesium). Bác sĩ chẩn đoán thiếu magie dựa vào triệu chứng, test, chế độ ăn, và bệnh nền.

4. Loại magie nào tốt nhất để uống?

Trong số các dạng magie hiện có, magnesium glycinate được xem là lựa chọn tốt nhất cho đa số người. Dạng này hấp thu tốt, hầu như không gây tiêu chảy, đồng thời giúp ngủ sâu hơn và giảm lo âu, nên rất phù hợp cho những người mất ngủ hoặc stress kéo dài. Nếu bạn bị táo bón, magnesium citrate là lựa chọn phù hợp hơn nhờ khả năng nhuận tràng nhẹ và hấp thu tốt.

Ngược lại, magnesium oxide tuy rẻ nhưng hấp thu kém và dễ gây tiêu chảy, nên ít được khuyến cáo dùng lâu dài. Một dạng đặc biệt khác là magnesium L-threonate, có khả năng đi vào hệ thần kinh trung ương và hỗ trợ cải thiện trí nhớ, nhưng thường chỉ dùng trong những trường hợp chuyên biệt.

5. Quý vị nào không nên uống magie?

Mặc dù magie rất an toàn với đa số người, vẫn có một số trường hợp không nên bổ sung mà không có ý kiến bác sĩ. Trước hết, những người bị suy thận nặng cần tránh dùng magie, vì thận suy khiến cơ thể không đào thải được magie, dễ dẫn đến tích tụ và gây ngộ độc. Những người đang bị tiêu chảy kéo dài cũng không nên uống magie, vì magie có thể làm tình trạng tiêu chảy nặng hơn.

Ngoài ra, magie có thể tương tác với một số loại thuốc, đặc biệt là nhóm kháng sinh tetracycline hoặc fluoroquinolone. Nếu đang dùng các thuốc này, bạn cần uống magie cách 2-4 giờ để tránh giảm hiệu quả điều trị.

14.13. UỐNG MẬT ONG VÀ CHANH MỖI BUỔI SÁNG

Uống nước ấm pha mật ong và chanh là thói quen phổ biến ở Việt Nam. Thức uống này có một số lợi ích sức khỏe, nhưng cũng có những điều cần lưu ý để tránh tác dụng ngược. Điều quan trọng là quý vị phải biết cơ địa sức khoẻ mình trước và uống lượng vừa phải. Tôi nói nhiều lần tầm quan trọng của "vừa phải" vì dùng mật ong và chanh quá nhiều có thể dẫn đến các tác dụng xấu.

Lợi ích khoa học của chanh và mật ong buổi sáng

Uống một ly nước ấm pha chanh và mật ong vào buổi sáng có thể mang lại nhiều lợi ích nhẹ cho sức khỏe. Trước hết, thức uống này giúp hỗ trợ tiêu hóa nhờ nước ấm kích thích nhu động ruột, trong khi mật ong có tính nhuận tràng nhẹ, góp phần giảm táo bón. Sau một đêm dài, cơ thể thường bị mất nước, và một ly nước ấm chanh mật ong sẽ bổ sung nước nhanh chóng, giúp bạn tỉnh táo và thoải mái hơn.

Chanh cung cấp vitamin C, còn mật ong chứa flavonoid và phenolic, là những chất chống oxy hóa tự nhiên giúp giảm viêm nhẹ và hỗ trợ tăng cường sức đề kháng. Thức uống này cũng có thể hỗ trợ giảm cân một cách gián tiếp, chủ yếu bằng việc giảm cảm giác thèm ăn và tạo thói quen uống nước buổi sáng — chứ không phải do "đốt mỡ" như nhiều người lầm tưởng.

Cuối cùng, mật ong có đặc tính kháng khuẩn nhẹ, giúp làm dịu cổ họng và giảm cảm giác khô rát, đặc biệt hữu ích trong thời tiết lạnh hoặc khi nói nhiều.

Quý vị nào không nên uống chanh pha mật ong mỗi sáng?

Mặc dù nước chanh pha mật ong đem lại nhiều lợi ích sức khỏe, không phải ai cũng phù hợp để sử dụng hằng ngày.

Trước hết, những người bị viêm loét dạ dày hoặc trào ngược (GERD) nên tránh vì acid citric trong chanh có thể làm tăng ợ nóng và đau dạ dày. Người bị tiểu đường hoặc tiền tiểu đường cũng cần thận trọng, vì mật ong dù tự nhiên vẫn là đường và có thể làm tăng đường huyết quý vị. Nếu muốn uống, quý vị chỉ nên dùng một lượng rất nhỏ hoặc bỏ hẳn mật ong.

Bên cạnh đó, những người men răng yếu hoặc đang bị sâu răng không nên uống thường xuyên, vì acid từ chanh có thể làm mòn men răng; nếu vẫn muốn sử dụng, hãy uống bằng ống hút và súc miệng sau khi uống. Sau cùng, trẻ dưới 1 tuổi tuyệt đối không được dùng mật ong, do nguy cơ ngộ độc botulinum, một tình trạng nguy hiểm có thể gây liệt cơ và khó thở.

Cách pha nước chanh và mật ong

Để tận dụng tối đa lợi ích từ chanh và mật ong, quý vị nên pha theo đúng tỷ lệ và nhiệt độ phù hợp. Quý vị dùng khoảng 250 ml nước ấm ở mức 40-50°C, vì nước quá nóng sẽ làm hỏng các enzyme và chất chống oxy hóa tự nhiên trong mật ong. Vắt ½ quả chanh vào nước ấm, sau đó thêm ½-1 muỗng cà phê mật ong tùy khẩu vị.

Thức uống nên được dùng sau khi thức dậy 10-15 phút, khi cơ thể cần bổ sung nước và kích hoạt hệ tiêu hóa. Lưu ý không dùng nước sôi 100°C để pha, vì nhiệt độ quá cao có thể phá hủy nhiều hoạt chất có lợi trong mật ong và làm giảm giá trị dinh dưỡng của thức uống này.

14.14. LÁ ĐU ĐỦ ĐỰC CHỮA UNG THƯ?

Gần đây, nhiều bệnh nhân hỏi tôi về việc dùng lá đu đủ đực như một phương pháp hỗ trợ điều trị ung thư. Một số trang mạng và lời truyền miệng cho rằng nước sắc lá đu đủ có thể "giết tế bào ung thư".

Trước hết, tôi muốn nhấn mạnh là đến thời điểm hiện tại, chưa có bất kỳ nghiên cứu lâm sàng nào trên người chứng minh lá đu đủ đực có thể chữa khỏi ung thư. Những thông tin lan truyền trên mạng đều không có cơ sở khoa học.

Đúng là một số nghiên cứu trong phòng thí nghiệm (in vitro) hoặc trên động vật cho thấy chiết xuất lá đu đủ có thể có đặc tính kháng viêm, chống oxy hóa và tác động lên một số dòng tế bào ung thư. Tuy nhiên, đây chỉ là kết quả giai đoạn đầu. Rất nhiều chất có thể diệt tế bào ung thư trong ống nghiệm, nhưng không thể dùng cho con người vì thiếu an toàn hoặc không hiệu quả khi vào cơ thể thật. Tôi có nói tầm quan trọng của nghiên cứu đối chứng trên người, không thể dựa vào các nghiên cứu trên ống nghiệm hay trên chuột.

Ngược lại, việc uống nước lá đu đủ đậm đặc có thể gây tác dụng phụ nguy hiểm, như làm tổn thương gan, viêm dạ dày, buồn nôn, nôn ói. Thậm chí có thể làm giảm tiểu cầu, dễ gây chảy máu và tương tác với thuốc hóa trị, làm giảm hiệu quả điều trị. Đặc biệt, bệnh nhân đang hóa trị vốn đã yếu và dễ tổn thương, nên việc tự ý dùng lá đu đủ có thể làm tình trạng xấu đi.

Nếu quý vị tin dùng y học cổ truyền, quý vị có thể xem lá đu đủ như một liệu pháp hỗ trợ tinh thần, nhưng không thay thế điều trị ung thư theo Tây y, như hóa trị, xạ trị, điều trị nhắm trúng đích hay miễn dịch trị liệu. Đây là những phương pháp đã được chứng minh hiệu quả qua hàng ngàn nghiên cứu trên người.

Chương 15. Chế độ dinh dưỡng giảm cân

Nước Mỹ có ¾ dân số thừa cân (overweight) và trong đó có đến 43% là béo phì (Obese). Việt nam ngày càng có nhiều người thừa cân và béo phì. Đây là đại dịch y khoa trầm trọng vì thừa cân là nguyên nhân dẫn đến các bệnh tiểu đường, tim mạch, và ung thư.

Ngành giảm cân vì vậy cũng là ngành kiếm ra tiền nhiều. Các văn phòng giảm cân mọc lên như nấm, nhưng hiệu quả thật sự thì ít ai biết. Phần chương kết của cuốn sách này tôi sẽ viết về dinh dưỡng giảm cân, từ góc độ tâm lý đến chuyển hóa trong cơ thể, các cách chữa bằng dinh dưỡng, và các loại thuốc hiện nay.

15.1. VÌ SAO CHÚNG TA KHÓ GIẢM CÂN?

Nhiều quý vị tin rằng giảm cân đơn giản chỉ là vấn đề ý chí: *"Tôi ăn ít lại là sẽ gầy", "Chỉ cần tập nhiều hơn", hay "Tôi tăng cân vì thiếu kỷ luật".* Tuy nhiên, khoa học hiện đại cho thấy những suy nghĩ này không phản ánh đúng bản chất của thừa cân và béo phì. Béo phì không chỉ là hệ quả của ăn uống dư thừa, mà là một rối loạn điều hòa sinh học phức tạp, liên quan chặt chẽ đến trục ruột - não - hormone - chuyển hóa.

Khi một người bắt đầu giảm ăn hoặc ăn kiêng nghiêm ngặt, cơ thể có thể sẽ không "hợp tác" như chúng ta mong đợi. Cơ thể có thể hiểu sai là chúng ta đang bị đói. Thay vào đó, cơ thể sẽ kích hoạt hàng loạt cơ chế sinh tồn. Ví dụ, nồng độ các hormone gây đói như ghrelin tăng lên, trong khi các hormone tạo cảm giác no như leptin, GLP-1, peptide YY sẽ giảm hoặc trở nên kém hiệu quả hơn, khiến cảm giác đói trở nên mạnh mẽ và dai dẳng hơn theo thời gian.

Đồng thời, não bộ chúng ta, đặc biệt là vùng não dưới đồi, sẽ kích hoạt "chế độ tiết kiệm năng lượng", làm giảm mức tiêu hao năng lượng lúc nghỉ (resting energy expenditure) và khiến quá trình chuyển hóa chậm lại. Hiện tượng này được gọi là adaptive thermogenesis (thích nghi chuyển hóa), và đã được chứng minh tồn tại nhiều năm sau khi giảm cân, ngay cả khi cân nặng đã ổn định lại.

Kết quả là khi chúng ta nhịn đói, chúng ta giảm cân, nhưng cũng sẽ mệt hơn, dễ thèm ăn hơn, trong khi cơ thể lại đốt ít năng lượng hơn trước. Đây chính là lý do vì sao phần lớn người ăn kiêng sẽ tăng cân trở lại, đôi khi còn nhiều cân hơn ban đầu, không phải vì họ "yếu đuối", mà vì đồng hồ sinh học trong cơ thể đang chống lại họ. Nhiều nghiên cứu dài hạn cho thấy cơ thể có xu hướng "bảo vệ" mức cân nặng cũ như một điểm đặt sinh học (set point), và sẽ huy động hormon, thần kinh và chuyển hóa để quay về mức đó nếu không có can thiệp phù hợp. Vì vậy, thay đổi suy nghĩ là cách đầu tiên quý vị cần phải làm. Quý vị sẽ dạy cơ thể chúng ta là chúng ta cần giảm cân, và cơ thể sẽ không cần phải phản ứng quá mức như trên.

Giảm cân bền vững không thể chỉ dựa vào việc ăn ít hay tập nhiều, mà cần các chiến lược can thiệp vào sinh học, bao gồm dinh dưỡng đúng cách, vận động phù hợp, điều chỉnh hành vi, và trong nhiều trường hợp, dùng thuốc tác động lên hormone đói-no. Khi hiểu đúng bản chất này, người bệnh không còn tự trách mình, và việc điều trị béo phì mới thực sự bắt đầu trên nền tảng khoa học.

15.2. ĂN ĐỂ GIẢM CÂN LÀ ĂN ĐÚNG CHỨ KHÔNG PHẢI ĂN ÍT

Trong chữa bệnh béo phì, một trong những sai lầm phổ biến nhất khi giảm cân là tập trung quá mức vào việc ăn ít, mà bỏ qua câu hỏi quan trọng hơn là quý vị nên ăn như thế nào để kiểm soát hormone đói.

Nguyên tắc cốt lõi trong dinh dưỡng giảm cân không phải là chịu đựng cơn đói kéo dài, mà là ăn theo cách giúp cơ thể tự nhiên bớt đói và bớt thèm ăn. Nhiều nghiên cứu cho thấy cảm giác đói và no không đơn thuần phụ thuộc vào số calorie, mà chịu ảnh hưởng mạnh bởi thành phần bữa ăn và phản ứng hormone sau ăn, đặc biệt là insulin, ghrelin, GLP-1 và peptide YY.

Thức ăn đầu tiên và quan trọng nhất là đạm (protein). Chế độ ăn giàu protein giúp bảo tồn thịt cơ nạc trong quá trình giảm cân, từ đó duy trì mức chuyển hóa cơ bản và ngăn hiện tượng "sụp cân - mất hay teo cơ". Protein cũng là chất dinh dưỡng tạo cảm giác no mạnh nhất, làm giảm lượng calorie tiêu thụ tự nhiên trong ngày mà không cần cố gắng nhịn ăn. Các thử nghiệm lâm sàng cho thấy chế độ ăn tăng tỷ lệ protein giúp giảm cân hiệu quả hơn và ít tăng cân trở lại so với chế độ ăn ít protein. Trong thực hành, mỗi bữa ăn nên có nguồn đạm rõ ràng như cá, trứng, thịt nạc, đậu hũ, hoặc sữa chua Hy Lạp.

Loại thức ăn quan trọng thứ hai là tinh bột chọn lọc, không phải loại bỏ hoàn toàn. Việc giảm mạnh tinh bột thường dẫn đến mệt mỏi, thèm ăn dữ dội và tỷ lệ bỏ cuộc cao. Ngược lại, tinh bột hấp thu chậm, chỉ số GL/GI thấp, như gạo lứt, khoai, yến mạch, có thể giúp quý vị ổn định đường huyết, giảm dao động insulin và hỗ trợ kiểm soát cảm giác đói tốt hơn so với đường tinh luyện, bánh ngọt hay nước ngọt. Nhiều nghiên cứu dịch tễ và can thiệp cho thấy chế độ ăn cân bằng, thay vì loại bỏ cực đoan một nhóm chất, có tính bền vững cao hơn trong kiểm soát cân nặng lâu dài.

Loại thức ăn quan trọng thứ ba là chất béo tốt, một thành phần thường bị hiểu sai trong giảm cân. Các chất béo không bão hòa như dầu oliu, quả bơ và cá béo giúp làm chậm rỗng dạ dày, kéo dài cảm giác no và cải thiện kiểm soát đường huyết sau ăn. Khi quý vị sử dụng với lượng hợp lý, chất béo tốt không gây tăng cân như nhiều người lo sợ, mà ngược lại còn hỗ trợ tuân thủ chế độ ăn giảm cân.

Điểm mấu chốt của dinh dưỡng giảm là tốc độ và ý thức khi ăn. Não bộ chúng ta cần khoảng 20 phút để nhận và xử lý tín hiệu no từ dạ dày và hormone ruột. Việc ăn quá nhanh khiến lượng thức ăn tiêu thụ vượt quá nhu cầu thực sự trước khi não kịp "ra lệnh dừng", dẫn đến ăn quá mức dù không hề đói. Ăn chậm, nhai kỹ và chú ý đến cảm giác no đã được chứng minh giúp giảm lượng calorie nạp vào một cách tự nhiên, không cần ép buộc. Vừa ăn vừa xem điện thoại cũng có thể khiến ăn quá mức.

15.3. KHI NÀO QUÝ VỊ NÊN DÙNG THUỐC GIẢM CÂN?

Không phải quý vị nào muốn giảm cân cũng cần dùng thuốc, và thuốc giảm cân không bao giờ là lựa chọn đầu tiên cho mọi trường hợp, chưa kể các tác dụng phụ nguy hiểm. Sau khi quý vị kết hợp dinh dưỡng, thể dục, và các cách khác mà vẫn chưa giảm cân được thì quý vị có thể thảo luận với bác sĩ về thuốc giảm cân.

Theo các hướng dẫn chuyên khoa nội tiết và nội khoa, thuốc giảm cân chỉ được cân nhắc khi người bệnh đã áp dụng chế độ ăn uống và vận động hợp lý nhưng không đạt được hoặc không duy trì được hiệu quả giảm cân mong muốn. Cụ thể, điều trị bằng thuốc giảm cân được khuyến cáo cho những người có chỉ số BMI ≥ 30 kg/m^2, hoặc BMI ≥ 27 kg/m^2 kèm theo các bệnh nền liên quan đến béo phì như đái tháo đường type 2, tăng huyết áp, rối loạn mỡ máu, hoặc bệnh tim mạch. Đây không phải là những con số tùy ý, mà dựa trên bằng chứng cho thấy ở các ngưỡng này, lợi ích của thuốc vượt trội so với nguy cơ tiềm ẩn.

Điều quan trọng quý vị cần nhớ là thuốc giảm cân không thể thay thế lối sống, mà đóng vai trò hỗ trợ sinh học cho những người mà cơ thể đã "chống lại" việc giảm cân bằng các cơ chế hormone và chuyển hóa. Khi quý vị bắt đầu giảm cân rồi, quý vị nên tiếp tục tập thể dục và kiểm soát dinh dưỡng.

Các thuốc giảm cân hiện đại, đặc biệt là nhóm tác động lên hormone ruột, sẽ giúp giảm cảm giác đói, giảm thèm ăn, và khiến người bệnh ăn ít hơn một cách tự nhiên, thay vì phải gồng mình chịu đựng. Khi cơn đói được kiểm soát, người bệnh có khả năng tuân thủ chế độ dinh dưỡng và vận động lâu dài hơn, từ đó duy trì được thay đổi bền vững.

15.4. HIỂU ĐÚNG VỀ THUỐC GIẢM CÂN

Năm 2026, thuốc giảm cân không còn đơn thuần là các thuốc "ức chế thèm ăn" như trước đây, mà đã bước sang một giai đoạn mới: điều trị béo phì dựa trên sinh học hormone. Các thuốc được chia thành ba nhóm chính, với cơ chế, hiệu quả và đối tượng sử dụng rất khác nhau. Tôi dùng các tên thương mại ở đây cho quý vị tiện theo dõi. Tôi không quảng cáo, không bán thuốc, và không ủng hộ bất kỳ sản phẩm nào.

Nhóm thuốc thứ nhất là nhóm GLP-1 (một hormone), đại diện là thuốc chích Ozempic và Wegovy, đều chứa hoạt chất semaglutide. GLP-1 là một hormone ruột được tiết ra sau bữa ăn, có tác dụng giảm cảm giác đói, làm người ăn nhanh no và no lâu hơn, đồng thời làm chậm quá trình rỗng dạ dày. Nhờ cơ chế này, người dùng tự nhiên ăn ít hơn mà không phải cố gắng nhịn đói. Mặc dù cùng hoạt chất, hai thuốc này có mục đích sử dụng khác nhau: Ozempic được FDA phê duyệt để điều trị đái tháo đường type 2 (liều từ 0.5-2mg), trong đó giảm cân là tác dụng kèm theo; trong khi Wegovy được phê duyệt chính thức để điều trị béo phì, với liều cao hơn (2.4mg) và phác đồ được thiết kế riêng cho mục tiêu giảm cân lâu dài. Nhóm GLP-1 đặc biệt phù hợp với người béo phì mức độ vừa, và những người có kèm đái tháo đường type 2, khi cần vừa kiểm soát đường huyết vừa giảm cân.

Nhóm thứ hai là nhóm GLP-1 + GIP (hai hormone, thế hệ mới), tiêu biểu là thuốc chích Zepbound và Mounjaro với hoạt chất tirzepatide. Đây được xem là bước tiến lớn trong điều trị béo phì. Ngoài việc kích hoạt thụ thể GLP-1 để giảm đói, tirzepatide còn kích hoạt thêm GIP (glucose-dependent insulinotropic polypeptide)—một hormone giúp tăng hiệu quả chuyển hóa, cải thiện độ nhạy insulin và trong nhiều trường hợp làm giảm cảm giác buồn nôn do GLP-1 gây ra. Sự phối hợp hai hormone này tạo ra hiệu ứng cộng hưởng, giúp giảm lượng ăn vào nhiều hơn và bền vững hơn so với GLP-1 đơn thuần. Các thử nghiệm lâm sàng lớn cho thấy nhóm thuốc này có thể giúp bệnh nhân khoảng giảm 20-25% cân nặng, mức hiệu quả cao nhất trong các thuốc giảm cân hiện nay. Vì vậy, nhóm GLP-1 + GIP thường được cân nhắc cho người béo phì nặng, có thể số BMI trên 35, hoặc những trường hợp đã thất bại với các thuốc giảm cân khác.

Nhóm thứ ba là các thuốc giảm cân không thuộc GLP-1, như thuốc uống Contrave (naltrexone/bupropion) và Qsymia (phentermine/topiramate). Các thuốc này chủ yếu tác động trực tiếp lên hệ thần kinh trung ương để giảm cảm giác thèm ăn hoặc tăng cảm giác no. Mặc dù vẫn có hiệu quả giảm cân, mức độ thường trung bình và kém bền vững hơn so với các thuốc hormone ruột. Ngoài ra, nhóm này có nhiều chống chỉ định và tác dụng phụ thần kinh - tim mạch, do đó chỉ được cân nhắc khi người bệnh không phù hợp hoặc không dung nạp được các thuốc GLP-1.

Quý vị cần thảo luận kỹ với bác sĩ để tìm ra thuốc nào phù hợp nhất với sinh học và bệnh nền của từng người. Hiểu đúng các nhóm thuốc giúp người bệnh tránh kỳ vọng sai lệch và giúp bác sĩ tìm ra phác đồ điều trị béo phì an toàn, cá nhân hóa, và bền vững.

15.5. THUỐC GIẢM CÂN CÓ NGUY HIỂM?

Thuốc giảm cân loại mới, đặc biệt là các thuốc tác động lên hormone ruột như GLP-1 hoặc GLP-1 + GIP, không phải là thuốc vô hại, nhưng không quá nguy hiểm nếu được chỉ định đúng và có bác sĩ theo dõi. Phần lớn tác dụng phụ gặp phải là nhẹ đến trung bình và có thể kiểm soát được, nhất là khi thuốc được dùng liều thấp và tăng lên từ từ.

Các tác dụng phụ thường gặp nhất liên quan đến đường tiêu hóa, bao gồm buồn nôn, đầy bụng và chán ăn. Những triệu chứng này xuất hiện do thuốc làm chậm rỗng dạ dày và tác động lên trung tâm đói-no ở não. Đa số trường hợp, các triệu chứng này giảm dần theo thời gian khi cơ thể thích nghi, hoặc cải thiện rõ rệt khi điều chỉnh liều, thay đổi tốc độ ăn, và chia nhỏ bữa ăn. Các nghiên cứu lâm sàng lớn cho thấy tỷ lệ phải ngưng thuốc do tác dụng phụ tiêu hóa là tương đối thấp khi tuân thủ phác đồ tăng liều chuẩn.

Tuy nhiên, có những dấu hiệu cảnh báo không được bỏ qua, và người quý vị cần đi khám ngay nếu gặp phải. Đau bụng dữ dội, đặc biệt là đau vùng thượng vị lan ra sau lưng, có thể là dấu hiệu của viêm tụy cấp (acute pancreatitis) một biến chứng hiếm nhưng nguy hiểm. Cơn nôn ói kéo dài hoặc tiêu chảy nhiều có thể dẫn đến mất nước và suy thận cấp, nhất là ở người cao tuổi hoặc người có bệnh thận nền. Ngoài ra, các thuốc thuộc nhóm GLP-1 mang cảnh báo chống chỉ định ở những người có tiền sử cá nhân hoặc gia đình ung thư tuyến giáp thể tủy (medullary thyroid carcinoma) hoặc hội chứng MEN2, do các dữ liệu tiền lâm sàng cho thấy nguy cơ liên quan đến tế bào C tuyến giáp.

Quý vị không nên tự ý mua hoặc tự tiêm thuốc giảm cân. Việc sử dụng thuốc cần được bác sĩ đánh giá kỹ tiền sử bệnh, thuốc đang dùng, chỉ số BMI, và theo dõi sát trong quá trình điều trị.

15.6. KHÔNG NÊN KỲ VỌNG QUÁ NHIỀU VÀO THUỐC GIẢM CÂN

Trên mạng xã hội, rất nhiều KOL người nổi tiếng làm các video quảng cáo các thuốc giảm cân như một chiếc đũa thần kỳ. Thực tế, dùng thuốc giảm cân, dù bất kỳ loại nào, không đơn giản như trên mạng.

Trước khi quý vị quyết định dùng thuốc giảm cân, bác sĩ sẻ giải thích kỹ để quý vị có những mong đợi đúng ngay từ đầu. Thứ nhất, sẽ không có "mũi tiêm thần kỳ" nào giúp giảm cân mà không cần thay đổi lối sống. Thuốc giảm cân không đốt mỡ như một phép mầu, mà là thuốc điều chỉnh tín hiệu sinh học đói-no để quý vị ăn ít hơn một cách tự nhiên.

Thứ hai, khi quý vị ngưng thuốc có thể tăng cân trở lại. Điều này không có nghĩa thuốc "vô dụng", mà phản ánh bản chất của béo phì là một bệnh mạn tính: khi ngừng can thiệp sinh học, cơ thể có xu hướng quay về điểm cân nặng cũ. Thứ ba, không có thuốc giảm cân nào thay thế ăn uống và vận động. Nếu quý vị không ăn đúng và không vận động, hiệu quả của thuốc sẽ giảm đáng kể và khó bền vững. Về lâu dài, dùng thuốc giảm cân sẽ khiến quý vị phụ thuộc vào thuốc, và có thể ảnh hưởng đến tâm lý.

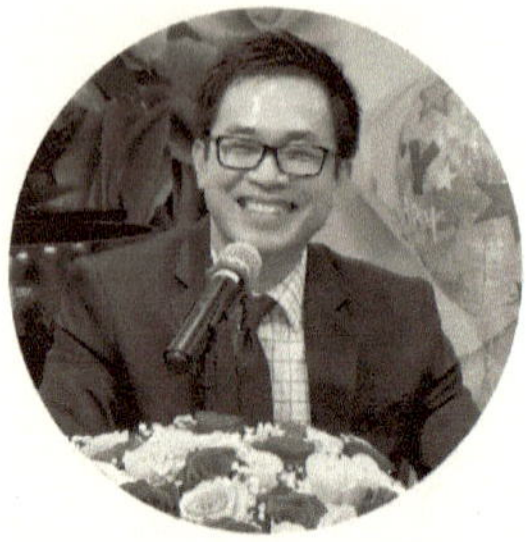

BS. WYNN HUỲNH TRẦN

Từ năm 2015 đến nay, Bác sĩ Wynn Huỳnh Trần đã có nhiều buổi nói chuyện tại chùa, nhà thờ, đài truyền hình cũng như các tổ chức cộng đồng khác nhằm chia sẻ kiến thức sức khỏe đến với mọi người.

Youtube Dr Wynn Tran Official:
http://www.youtube.com/c/drwynntranofficial
Fanpage Dr Wynn Tran:
https://www.facebook.com/DrWynnTran

BÁC SĨ WYNN HUỲNH TRẦN HIỆN LÀ:

- Phó giáo sư Dược Khoa (Associate Professor) tại Đại học University of Southern California, Los Angeles và là Phó giáo sư Y khoa/Dược khoa tại Đại học Western University, California, Hoa Kỳ
- Bác sĩ giảng dạy (preceptor) dược sĩ nội trú tại Đại học Nam California (University of Southern California)
- Bác sĩ chuyên khoa cơ xương khớp và da liễu tại Trung Tâm Y Khoa Wynn Medical Center, Los Angeles, California, Hoa Kỳ
- Bác sĩ tư vấn tại bệnh viện Methodist Hospital of Southern California, Arcadia, California, Hoa Kỳ
- Sáng lập và điều hành tổ chức y khoa phi lợi nhuận VietMD.net với phòng khám bệnh miễn phí Free Medical Clinic VietMD tại Detroit, Michigan
- Sáng lập và điều hành hệ thống phòng khám Wynn Medical Center Clinics (7 phòng khám) tại Los Angeles và Orange County
- Tác giả 14 quyển sách (7 quyển tiếng Việt và 7 quyển tiếng Anh), xuất bản tại Việt Nam và Hoa Kỳ

HỌC VẤN

- Tốt nghiệp Đại học Kiến trúc Michigan, Ann Arbor, Michigan, Hoa Kỳ
- Tốt nghiệp xuất sắc chuyên ngành Y sinh học, trường Đại học Grand Valley State, Michigan, Hoa Kỳ
- Tốt nghiệp văn bằng Tiến sĩ Y Khoa Đại học New York tại Buffalo, New York, Hoa Kỳ
- Tốt nghiệp hạng ưu Thạc Sĩ Da liễu và Văn Bằng Da Liễu tại đại học Y Khoa Cardiff, Anh Quốc
- Bác sĩ thực tập Bệnh viện Bassett, Đại học Y khoa Columbia, New York
- Bác sĩ nội trú chuyên khoa chẩn đoán hình ảnh Bệnh viện Đại học Florida, Hoa Kỳ
- Bác sĩ nội trú chuyên khoa nội tổng quát Bệnh viện St Joseph Mercy Health, Ann Arbor, Michigan, Hoa Kỳ

GIẢI THƯỞNG

- Bác sĩ Chất Lượng Xuất Sắc năm 2024 của hệ thống sức khỏe Health Net California (với 90.000+ bác sĩ và 264 bệnh viện tham dự)
- Bác sĩ giảng dạy của năm (2023) của trường Đại Học University of Southern California
- Bác sĩ khám chữa bệnh top 10% của LACare network năm 2023
- Bác sĩ nội trú giảng dạy của năm tại Saint Joseph Mercy Health System, Livingston, Hoa Kỳ
- Phần thưởng sinh viên Y nghiên cứu của Viện Hàn Lâm nhi khoa Hoa Kỳ
- Học bổng nghiên cứu mùa hè tại Bệnh viện Nhi Boston, trường Y khoa Harvard
- Giải thưởng Sinh viên xuất sắc Đại học Grand Valley State
- Học bổng trường Đại học Michigan dành cho sinh viên xuất sắc
- Công dân toàn cầu do tạp chí Barcode Magazine Vietnam bình chọn
- Top Doctor 2019 tại Rosemead, California, Hoa Kỳ

www.ingramcontent.com/pod-product-compliance
Lightning Source LLC
LaVergne TN
LVHW040425051026
849517LV00002B/463